그렇게
건강한 엄마가
― 되었습니다 ―

그렇게 건강한 엄마가 되었습니다

송지연 지음

나비의 활주로

아이를 살리려다
나의 삶도 새롭게 살린 이야기

~~~~~~~~~~~~~~~~~~~~~~~~~~~~

아이를 낳고도 일에 푹 빠져서 살았다. 벨리댄스 학원을 운영하며 새벽 6시 첫 수업을 시작해 밤이 깜깜해져야 수업이 끝났지만 늘 힘이 솟았다. 평일에는 수업으로 꽉 차 있었고 주말에도 지방으로 수업을 가거나 공연을 했다. 육아는 친정어머니의 도움을 받았기에 일을 계속할 수 있었다. '언제까지 이 생활이 가능할까?'라는 생각이 한 번씩 스치긴 했지만 일단 매일을 살아내기 바빴다.

그렇게 일에 몰입된 삶을 살던 중 내 삶의 방향을 완전히 바꾸는 일이 일어난다. 첫째가 아프게 된 것이다. 처음에는 금방 나을 거라고 생각했지만 1년이 지나도 차도가 없자 대학병원이며 실력 좋다는 한의원을 찾아다녔다. 치료를 위해 오고 가는 일에 온 가족이 동원되었지만 우리 가족에게 주어진 건 각종 연고와 약, 한약 처방, 그리고 기약 없는 기다림뿐이었다. 왜 입원해야 하는지 영문도 모르는 아이를 데리고 어린이날을 병원에서 보내던 그날을 생각하면 아직도 목이 메어 온다.

한방, 양방으로도 되지 않자 민간요법에 심지어는 용하다는 도사까지 찾아다녔다. 그 과정에서 수많은 건강 서적을 읽었고 우리 아이를 살리는 방법을 만났다. 특별한 방법이 아닌 집밥, 자연식물식과 맨발 걷기 실천을 통해 아이는 독한 스테로이드 없이도 건강을 회복하게 되었다. 내가 직접 겪지 않았다면 믿을 수 없는 일이었다. 이 책에는 아이의 치료를 위해 시도했던 방법들을 가감 없이 남겼다.

기존의 경험담을 담은 책들과 이 책이 다른 점은 아이를 살리기 위해 일까지 그만두었지만 오히려 나의 삶까지 살리게 된 이야기로 연결된다는 점이다. 이 책에는 엄마로서의 역할을 넘어 나 자신이 진정으로 원하는 삶은 무엇인지 고민했던 과정을 담았다. 행복하고 싶고, 성장하고 싶고, 여자이고 싶었던 내 마음을 마주했던 이야기들도 함께 풀어놓았다.

편안한 마음으로 찬찬히 이야기를 따라온다면 그동안은 한 번도 던져보지 않았던 질문을 스스로에게 던져보게 될 것이다. 아픈 아이를 돌보며 힘든 시간을 보내고 있는 엄마는 물론이고, 경력단절로 어려움을 겪고 있는 주부, 육아와 일 사이에서 아슬아슬한 줄다리기를 하고 있는 워킹맘까지 많은 엄마들에게 큰 도움이 될 것이다. 책을 읽으며 자신만의 답을 찾고 실천한다면 지금까지의 삶과는 비교도 안 될 새로운 삶을 선물받게 될 것임을 확신한다.

CONTENTS ★ ★ ★

004 **PROLOGUE** 아이를 살리려다 나의 삶도 새롭게 살린 이야기

PART 1

부족한 엄마
아픈 아이를 위해 모든 것을 걸었던 날들의 기록

012 아이가 아프기 시작했다

015 병명은 알아냈는데 산 넘어 산

018 11살 아이에게 대상포진이 오다

021 이렇게 될 때까지 엄마는 뭐 했어요?

026 우는 아이 곁에서 책을 펼쳐 들었다

029 아이에게 적용할 수 있는 방법을 찾아 나가다

034 약이 아니라 음식으로 낫게 해 보자

038 평생 지속할 좋은 습관, 오전 공복 또는 과일식

042 과일식을 시작으로 자연식물식으로 가는 길

045 맨발 걷기에 입문하다

049 딱 두 달 동안 모든 것을 걸어보자

052 마침내 우리 가족에게 찾아온 선물

056 아이의 영상을 보고 펑펑 울다

PART 2 건강한 엄마
내 손으로 직접 만들어 먹이기

062 요린이, 야심 차게 집밥에 도전하다

065 가족들의 몸에 들어갈 소중한 음식들

071 아이들에게 주는 채소, 과일은 이렇게

075 눈물로 사과했던 날들

077 대형마트 장보기는 이제 그만

081 우리 가족이 달라졌어요

086 가족의 건강은 내가 챙긴다!

090 건강맘 추천 요린이 간식

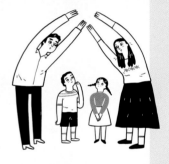

PART 3 행복한 엄마
나를 위한 시간 만들기

100 집에서 놀고 있으라고?

104 아들이 낫자 우울증이 찾아오다

108 아들의 이른 사춘기, 성장이라고 생각해

114 빨래에서 해방, 살림의 신세계를 경험하다

118 내 삶은 내가 챙기는 거야

121 한 달에 한 번, 나를 위한 시간

123 인생 취미 찾고 행복한 엄마 되어 보기

PART 4

성장하는 엄마
나에게 맞는 성장을 꿈꾸자

130 '넷플릭스 100편 보기'에 도전하다 얻은 깨달음

134 인생을 바꾼 책 읽기

140 나는 루틴으로 산다

143 나를 위한 루틴, 가족을 위한 루틴

147 살림 초보도 성장하게 만드는 정리정돈

154 운전을 통해 얻은 자유로움으로 더욱 성장을 향해 가다

157 프리토킹을 목표로 세우다

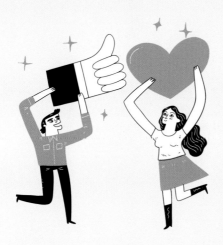

PART 5 **꿈을 이루는 엄마**
마음속에 간직했던 꿈을 꺼내 보자

162 저 대학 그만두고, 벨리댄스 하고 싶어요
166 뒤늦게 시작한 나의 꿈, 벨리댄스
168 하고 싶은 일을 해야 행복하다
172 전업주부, 예전 같지 않은 나의 몸
177 음식에서 답을 찾은 나의 다이어트
180 0원 다이어트 성공기
186 일주일에 하루는 비우고 채우는 날, 힐링 데이
190 집에 있는 엄마도 예쁘다
194 엄마들이여, 다시 꿈을 꾸자
198 가족과 함께 꿈을 이루는 엄마

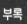 **부록** **건강한 맘들이 되는 세상을 꿈꾸며**

226 **EPILOGUE**
엄마가 건강하면 가정이 건강하고, 가정이 건강하면 삶이 바뀐다!

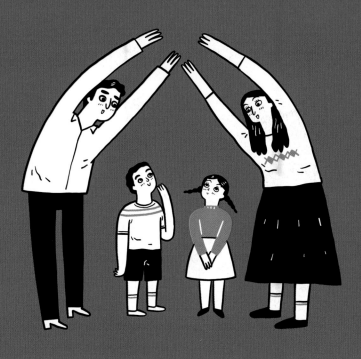

PART 1

부족한 엄마

아픈 아이를 위해
모든 것을 걸었던 날들의 기록

아이가 아프기 시작했다

2018년 겨울, 놀이터에서 놀다 들어온 아들의 얼굴이 평소와 달랐다. 추워서 빨개진 거겠거니 조금 지나면 좋아질 거라고 대수롭지 않게 넘겼다. 그런데 하루 이틀이 지나도, 계절이 바뀌어도 얼굴이 그대로였다. 심지어 1년이 지나도 좋아지지 않자 주변에서 먼저 병원에 가봐야 하는 것 아니냐고 성화였다. 덜컥 겁이 났다.

조급한 마음을 안고 가장 잘 본다고 하는 대학병원을 찾아갔는데, 교수님께서도 고개를 갸우뚱하시는 것이었다. "아토피는 아닌데 루프스인가?" 하시며 바르는 스테로이드 연고 처방만 해주셨다. 물론 원인도 모르겠다 하셨다. 결국 병명은 듣지도 못하고 돌아왔다. 남편과 나는 얼굴 피부 발진을 동반한 자가면역질환인 루프스가 아닐까 짐작만 할 뿐이었다.

그 후로도 전쟁이었다. 얼굴에 로션도 바르기 싫어하는 9살 남자아이에게 하루에도 몇 번씩 얼굴과 손가락, 발가락, 팔에 연고를 바르는 것은 결코 쉽지 않았다. 햇빛도 피해야 한다고 선크림도 꼭 바르고 모자도 꼭 쓰라 하셨다. 밖에서 한창 뛰어놀 아이한테 햇빛을 조심하라고 하는 것이 어디 쉬운 일인가. 답답하고 힘들었지만, 그래도 다른 방법이 없었으니 병원에서 시키는 대로 했다.

그렇게 대학병원을 열심히 다녔다. 6개월쯤 되자 병원에서도 차도가 없으니 연고로는 약한 것 같다며 스테로이드 약을 먹어 보자고 하셨다. 잘은 몰랐지만 스테로이드 약이 좋지 않다는 건 들었다. 아직 어린 아이의 몸에 약까지 먹이는 건 아닌 거 같아 더 이상 병원을 가지 않았다. 그때부턴 주위에서 좋다고 알려준 민간요법들을 다 해 봤던 것 같다. 그래도 달라지는 건 없었다. 온 가족이 모두 아이의 얼굴을 볼 때마다 마음이 무너져내렸다. 매일 근심 걱정뿐이었다.

몇 개월간 민간요법들을 시도해보다가 인천에 있는 한의원에서 우리 아이와 비슷한 사례의 환자를 치료한 적이 있다고 하여 목동에서 인천까지 데리고 다녔다. 당시는 나도 일하던 때라 남편과 번갈아 가며 일주일에 서너 번씩 한의원을 다녔다. 우리 둘 다 시간이 안 될 땐 엄마가 데리고 다녔다. 대학병원 치료를 그만두었기에 그 한의원이 우리 가족에게는 유일한 희망이었다.

한약을 먹이고 음식을 주의해서 먹이는 것도 어려웠지만 가장 힘들었던 건 아이가 간지럽다며 긁는 곳마다 붉은 발진이 퍼져가는 것이었다. 팔, 등, 다리까지 너무 심해져서 한여름에도 반바지를 입지 못할 정도였다. 한의원에서는 초기의 명현반응이라고 했지만 아이도 힘들고 보는 우리도 견디기 힘들었다. 그렇게 한의원도 더 이상 가지 않았다.

병명은 알아냈는데 산 넘어 산

아이가 아픈 지 3년째 접어들던 2021년, 이사를 해야 하는 상황이 되었다. 원래는 부모님과 같이 이사를 하고 나는 계속 일할 계획이었지만 더이상 엄마에게 육아를 맡기는 것이 어렵다고 판단했다. 결국 내가 일을 그만두고 전업주부가 되기로 하고 부모님을 떠나 우리만 이사를 하기로했다. 20년 가까운 경력을 내려놓는다는 게 쉬운 결정은 아니었지만 아이의 어린 시절은 다시 돌아오지 않는다는 생각과 더 이상은 부모님을 힘들게 하고 싶지 않다는 생각에 한 선택이었다.

사실 우리 부부에게는 신혼 때부터 입주를 기다렸던 아파트가 있었다. 계획대로라면 그 아파트로 이사를 해야 했다. 하지만 신축 아파트로 이사하면 피부가 더 안 좋아질 것 같아 단독주택을 고집했다. 또 코로나가 한창 유행이라 아이들이 집에 머무르는 시간이 많았기에 아파트 층간 소음도 걱정되었고, 아이들이 어릴 때 좀 더 신나게 뛰어놀게 해주고 싶기도 했다. 이러한 나의 의견을 결국은 남편이 따라주었다.

이사 후 3개월은 집을 정리하고 적응하느라 정신없이 지냈다. 어느 정도 정리가 된 후에 정신을 차려보니 '내가 일을 그만둔 이유가 아이였지.'라는 생각이 퍼뜩 스치고 지나갔다. 그때까지도 아이가 왜 아픈지 이유도 몰랐기에 아이 병명이라도 알아야 뭐라도 할 수 있겠다 싶어서 자가면역질환 분야에서 유명하다는 대학병원을 수소문해 찾아갔다.

우리처럼 병명을 알지 못하는 경우에는 3박 4일을 입원해서 검사를 받아야 한다고 했다. 그렇게 4일을 꼬박 입원해 MRI까지 모든 검사를 마쳤다. 그 결과 알게 된 정확한 병명은 자가면역질환 소아피부근염. 매년 100만 명 중 약 4명에게 발병한다는, 나라에서도 산정 특례(중증질환자와 희귀질환자 등에 대하여 국민건강보험에서 본인부담률을 경감해주는 제도) 혜택을 주는 난치성 희귀질환이었다. 하늘이 무너지는 것 같았다.

처음부터 병명을 알고자 병원을 갔던 것이니 이제 퇴원해야 하는데 병원에서는 이제부터 시작이라고 했다. 고용량 스테로이드를 링거주사부터 맞아야 한다고 하셨다. 선택해야 했다. 퇴원할 것인지! 병원 처방을 따를 것인지!

그렇게 건강한 엄마가 되었습니다

불안한 마음에 가족들과 통화를 해 보니 일단은 방법이 없으니 병원에서 시키는 대로 해 보자는 의견이었다. 나는 스테로이드가 몹시 걱정되었고 불안했지만 별다른 대안이 없는 상황이라 병원에서 처방해 주는 대로 했다.

사실 아들이 처음 입원할 때 "나는 아픈 곳도 없는데 왜 입원해야 하냐."라고 했었다. 그렇게 볼멘소리로 말했을 때, 검사만 하고 어린이날 전에는 퇴원할 수 있을 거라고 달랬었는데… 아들은 11살 어린이날을 병원에서 보내야 했다. 링거를 달아놓으니 혹여나 바늘이 빠질까 봐 움직이지도 못하고 가만히 있어야 하는 11살 남자아이. 어린이날을 병원에서 보내야 하는 아들도, 우리도 마음이 찢어지는 것 같았다. 퇴원하면 어린이날 못 했던 이벤트를 하자고 약속하고 일단은 어린이날 밤을 뜬눈으로 지새웠다.

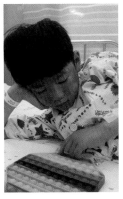
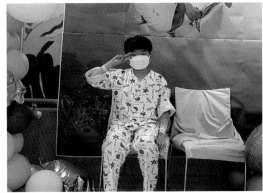

11살 아이에게 대상포진이 오다

퇴원하면서도 하루에 12알씩 스테로이드 약을 먹여야 한다는 처방을 받고 병원 복도에 한참을 서 있었다. 약국에서 약을 받으면서도 현실을 받아들이기 어려웠다. 봉지가 터져 나갈 듯 가득한 약을 안고 집으로 돌아왔다. 그때부턴 스테로이드 부작용들을 검색하면서 어떻게 해야 할지 고민했다. 대표적인 증상이 얼굴이 달덩이처럼 되는 문페이스와 살이 찌는 것 같아서 일단은 채식 위주의 식사를 하고, 매일매일 줄넘기나 배드민턴을 하며 몸무게가 늘지 않도록 신경 썼다.

소아피부근염의 눈에 띄는 증상은 피부발진이었지만, 팔다리의 근력이 빠지는 것도 있었다. 한번은 아들의 팔 근력을 키우기 위해 함께 클라이밍 체험 수업을 갔었다. 그런데 자신이 생각했던 것만큼 올라가지 못하자 아들은 화를 내며 답답해했다. 결국 1시간도 못 채우고 나와야 했다.

워낙 운동을 잘하던 아이였기에 더 절망감을 느꼈던 것 같다. 나도 그런 아들을 보며 쏟아지려는 눈물을 애써 참았지만 결국 아들 없는 곳에서 한참을 울었다.

당시 몸무게는 늘지 않고 키는 크고 있었으나 문페이스 증상은 막을 수가 없었다. 그런데 딱 한 달 뒤! 아들이 머리 뒤쪽이 아프다고 했다. 자려고 누우면 머리가 아프다는 것이었다. 눈으로 보기엔 별다른 건 안 보여서, 운동을 너무 많이 해서 그런 줄로만 알고 좀 살살 하자고만 하고 하루 이틀이 지났다. 그런데 너무 아프다고 해서 다시 보니 머리 뒤쪽에 수포 같은 것들이 보였다. 머릿속에도 이미 많은 것들이 있었다. 그제야 정신이 번쩍 들어 남편에게 전화하고 응급실을 갔다.

병원에선 '대상포진'이라고 했다. 대상포진? 면역력이 약한 어르신들에게 생기는 걸로만 알았던 대상포진이 왜 11살 아이에게? 병원에선 아이를 보더니 약을 복용하고 있냐고 물었다. 소아피부근염으로 약을 처방받아서 먹고 있다고 했더니 그 약은 면역억제제이기에 면역력이 떨어져서 대상포진이 온 것 같다고 했다.

이럴 수가! 겉으로 보이는 문페이스나 살찌는 것만 생각하고 정작 아이의 몸속을 살피지 못했구나. 그나마 초기에 약을 먹었으면 이렇게까지는 안 아팠을 텐데. 아이가 아프다고 이야기했을 때 빨리 못 알아채고 며칠을 그냥 보냈구나⋯. 내 무지함으로 아이가 고통을 겪는 것 같아서 너무 미안했다. 그때부터 아이들에게 조금만 아파도 엄마에게 꼭 이야기해 달라고 말하는 습관이 생겼다.

어른도 참기 힘들다는 대상포진에, 그것도 11살 아이가 걸리다니! 지나서 말이지만 응급실에서 대상포진이라는 말을 들었을 때, 아이의 질환이 난치성이라는 사실을 알았던 때보다 더 큰 충격이었다.

약을 먹어도 계속 아프다고 우는 아이 옆에서 해줄 수 있는 것이 아무것도 없었다. 문자 그대로 눈앞이 새하얘지고 어떻게 해야 할지 알 수가 없었다. 그때 운명처럼 ○○도사를 만났던 것이 뇌리를 스치고 지나갔다.

이렇게 될 때까지 엄마는 뭐 했어요?

2018년에 아들의 얼굴에 발진이 시작되고 대학병원, 한의원, 대체의학들 좋다는 건 다 해 봤지만 달라지진 않았다. 당시 시댁과 친정 식구까지 모두가 아들 걱정이었다. 가족들은 피부에 좋다는 것이나 누군가 효과를 봤다는 것들을 주변에서 듣고 와서 알려주었다. 혹시나 하는 마음으로 우리 상황에 맞춰 해 보았지만 진전은 없었다.

그러다 다시 유명하다는 대학병원을 찾아가 병명을 알고 스테로이드를 하루 12알씩 먹던 그때, 약봉지를 보고 한숨을 쉬고 있던 어느 날 남편이 들어오며 이렇게 말했다.

"○○도사라고 있는데 그런 거 잘 고친다네. 한번 가보자."
"도사? 뭐야, 사이비 아니야?"

처음 듣자마자 요즘 시절에 도사라니? 말도 안 된다는 생각은 들었지만, 그때는 지푸라기라도 잡고 싶은 절박한 심정이었기에 만나보자고 했다. 병명을 알았고 병원 처방을 따르고는 있었지만 스테로이드를 먹이는 게 아무래도 마음이 좋지 않았다. 언제까지 이 독한 약을 먹여야 하는지 긴 터널 속에 있는 느낌이었다.

남편이 도사라는 사람에게 전화를 걸어 약속을 잡았는데, 도사 왈, 낫게 할 수는 있는데 아이라 가능할지 모르겠다며 일단 와보라고 했다. 상담료도 받지 않겠다고 그냥 와보라고 하서서 커다란 수박 하나를 손에 들고 약속 장소로 남편과 아이들이랑 찾아갔다.

어느 허름한 건물 지하로 내려가니 창고처럼 물건이 여기저기 쌓여있었다. 그 사이에 독특한 복장의 한 남자가 서 있었다. 정돈되지 않은 공간인 데다 처음 겪어보는 상황이라 몸 둘 곳을 모르고 두리번거리고 있는 우리에게 도사가 한 첫 마디는 "아니, 애가 이렇게 될 때까지 엄마는 뭐 했어요?"였다.

당황한 나는 심장이 두근거리고 아무 말도 할 수 없었다. 정말 도사의 말대로 아들이 이렇게 된 것이 모두 내 잘못인 거 같아 부끄러웠다. 사실 그동안 아이를 살뜰히 챙기지 못했던 것도 있었기에 더욱 그랬다. 그래도 이왕 여기까지 왔으니 저 사람이 뭐라고 이야기하는지 들어는 봐야겠기

그렇게 건강한 엄마가 되었습니다

에 꾹 참고 불편한 마음으로 앉았다.

그분은 칠판에 이것저것 쓰며 이야기를 해주셨다. 다소 표현이 직설적이었지만 틀린 말은 아니라는 생각이 들어 어느샌가 빠져들게 되었다. 그러다 듣기만 하면 잊어버릴까 봐 핸드폰 메모장을 열어서 받아 적었다. 어려운 이야기도 있었고, 이해 안 가는 부분들도 있었지만 내가 이해하는 선에서 적어봤다. 들으면서도 내 머릿속은 계속 한 가지 생각뿐이었다. '그동안 엄마가 뭐 했냐라니?'

도사는 초반엔 주로 음식에 관해 이야기했었다. 그분의 표현에 따르면 '풀때기' 먹고 밥은 오분도미 먹고, 좋은 물 마시고, 과일 먹고, 나물 위주의 반찬을 직접 집에서 해 먹고, 좋은 소금 먹으면 낫는다고 했다. 그리고 각종 영양제와 피부 해독에 좋은 크림, 세탁 세제는 어떤 것을 쓰라고 구체적으로 브랜드까지 알려주셨다. 처음 듣는 생소한 브랜드도 있었는데, 나는 엄마가 뭐 했냐는 말에 이미 마음이 상해있었기에 '뭐야, 이런 거 쓰라는 거 보니 다단계 아니야? 그래서 상담료도 안 받는다고 했나?' 계속 부정적인 생각이 들었다. 하지만 별말 없이 계속 들었다.

그렇게 한참을 이야기하던 도사는 아들에게로 몸을 돌려 이제 이렇게 먹어야 한다고 알려주기 시작했다. 그리고 남편과 나에게는 아들에게 약을 계속 먹일 거냐고 물었다. 당시 11살이었던 아들은 그분이 이야기한 것들만 먹으며 살기는 쉽지 않다고 생각했는지 이렇다 저렇다 답이 없었다. 마지막으로 책을 추천해 주셨는데, 본인이 쓴 책도 있지만 그건 너무 두껍고 읽기 힘드니 이 책을 읽어보라고 하셨다. 본인이 했던 모든 이야기가 담긴 책이라고 했다. 그 책이 바로 하비 다이아몬드의 『내 몸이 아프지 않고 잘 사는 법』(이 책은 나중에 나의 인생 책이 된다.)이다.

그분도 우리에게 아들을 낫게 할 수 있다, 없다 이런 말은 하지 않았다. 내가 느낀 바로는 성인의 경우 식습관 및 생활을 이야기한 대로 바꾸면 반드시 나을 수 있는데, 아이라서 강하게 권하지 못하는 듯했다. 우리도 그 자리에서 "도사님, 어떻게든 낫게 해주세요, 도와주세요." 이런 말을 하지 않았다. 명확한 답이나 이야기는 없었지만 우리는 감사하다는 인사를 하고 집으로 돌아왔다.

돌아오는 차 안에는 침묵이 감돌았다. 아들은 아들대로 남편은 남편대로 생각을 하는 듯했다. 여전히 내 머릿속에는 '엄마가 뭐 했냐?'라는 말만 둥둥 떠다녔다. 화가 났다. 내가 얼마나 열심히 살았는데 엄마가 뭐 했냐니 억울해서 눈물도 났다. 그래도 아이들이 있으니 참았다.

집에 도착해서 아이들이 내리고 남편과 둘만 있게 되었다.
"왜 이 모든 게 엄마 책임이야? 나도 같이 일했고, 아니 나는 일도 하고 집에 와선 육아도 했는데? 사교육 없이 책 육아 한다고 밤에 잠들 때까지 아이들 한글책 영어책 읽어준 건 난데? '엄마가 뭐 했냐?'가 아니라 '부모님은 뭐 하셨어요?'라고 해야 하는 거 아니야?"

차에서 아이들 들을까 꾹꾹 눌러 담았던 말들을 남편에게 쏟아냈다.

잘못은 남편에게 있는 것도 아니었고 남편에게 화를 내는 것도 아니었는데 내 마음속에 있는 화산이 폭발하듯이 화를 냈다. 글을 쓰고 있는 지금도 그때를 생각하니 억울한 마음에 화가 나고 눈물이 핑 돈다. 남편은 그런 뜻이 아닐 거라며 흥분한 나를 가라앉히려 노력했다. 그 뜻이 아니긴 뭐가 아니라는 거지? 한 번 꼬인 마음은 쉽게 풀어지지 않았다.

"내가 나중에 이 일들! 꼭 말한다. 책이든 유튜브든 엄마들에게 꼭 말할 거야!"

나는 다짐이라도 하는 듯 남편에게 말했다. 누구에게 화가 난 건지 억울하고 부끄럽고 엉망진창인 감정으로 남편과 싸움도 아닌 의미 없는 대화를 마쳤다.

우는 아이 곁에서 책을 펼쳐 들었다

다시 대상포진으로 응급실을 갔을 때로 돌아가 보면, 병원에서도 약 주는 것 말고는 해줄 수 있는 게 없으니 집에 가라고 했다. 약을 먹고도 아프다고 데굴데굴 구르며 우는 아이 옆에서 내가 해줄 수 있는 것은 아무것도 없었다. 그동안 병원이며 한의원에 데리고 다녔지만 피부발진만 있었기에 이렇게 아파하는 모습을 본 건 처음이었다. 어릴 때부터 겨울에 한두 번 감기 말고는 잔병치레 없이 건강하고 운동도 잘하던 아이였다. 아픈 자식을 보는 부모의 마음을 무엇으로 표현할 수 있을까.

그때, ○○도사가 이야기했던 책이 생각났다. 그분을 만나고 바로 책을 구입했지만 당시에는 읽지 않고 꽂아만 두었었다. 바로 그 책을 꺼내 들고 우는 아이 옆에서 나도 울면서 책을 읽었다. 책을 읽는 것 말고는 내가 할 수 있는 게 없었다. 어디 물어볼 곳도 없었다. 대학병원도, 한의원

그렇게 건강한 엄마가 되었습니다

도 포기했다. 좋다는 것들도 할 만큼 해 봤다. ○○도사가 본인이 한 모든 말이 이 책에 쓰여 있다 했고, 책에 나온 대로 하면 반드시 낫는다고 했으니까 책을 읽어보자. 믿을 건 이 책 한 권뿐이었다. 벼랑 끝에 선 나는 밑줄 치고, 별표를 그려 넣고, 생각나는 것들은 바로바로 옆에 적어가며 밤새도록 책을 읽었다.

책은 그동안 내가 생각했던 것들을 완전히 바꿔버리는 내용이었다. 모든 질병은 독소 때문이라는 것, 음식은 곧 나 자신이니 정말 중요하다는 것, 아침을 꼭 먹지 않아도 되고 오히려 아침은 독소가 빠지는 시간이니 공복이나 과일식이 좋다는 것, 과일을 후식이 아닌 한 끼 식사로 먹어도 된다는 것, 탄수화물과 단백질은 섞어 먹지 말 것 등등 모두 처음 들어본 이야기들이었다. 나는 책을 읽으며 이 이야기들이 맞다 틀리다 따지고 생각할 시간이 없었다. 무조건 이렇게 해야 한다고 생각했다. 책에서도 이렇게 해서 많은 질병이 나았다고 했다. 아이가 나을 수만 있다면 무조건 따라 해 보자!

그리고 이 작가가 쓴 다른 책은 없을까 궁금했다. 찾아보니 3권이 있었다. 모두 사서 단숨에 읽었다. 3권 모두 같은 출판사라는 점을 발견하고 그 출판사의 다른 책들을 하나하나 읽어나갔다. 예상대로 하비 다이아몬드 한 사람뿐만이 아니라 여러 사람이 비슷한 이야기를 하고 있었다. 그렇게 건강 관련 서적들을 닥치는 대로 읽었다.

온라인 서점에서 책을 살 때 비슷한 책들을 추천해 주는 경우가 있어서 추천 도서들도 같이 구입했다. 주로 외국 서적 위주로 읽었는데, 문득 우리나라에도 같은 이야기를 하는 분들이 있지 않을까 궁금했다. 2021년 당시에는 그리 많지 않았다. 그래도 비슷한 이야기를 하시는 몇몇 분의 책들을 찾아서 읽었다. 요즘은 이런 종류의 책들이 우리나라에도 많아져서 무척 기쁘다.

아이에게 적용할 수 있는 방법을 찾아나가다

나는 사실 살면서 음식에 대해 중요하게 생각해 본 적이 없었다. 맛만 중요하게 생각했지 영양 성분을 따져본 적은 없었다. 먹고 싶은 건 먹었고, 먹기 싫은 건 먹지 않았다. 무엇이 몸에 좋고 안 좋고 생각해 본 적이 없다. 그만큼 막 먹었다. 책 내용대로라면 나는 진짜 말도 안 되게 먹었던 것이었다. 게다가 아이들에게도 그렇게 먹였었다. 무지를 깨닫고 부끄러움에 얼굴이 화끈거렸다.

혹시 내가 잘못 먹여서 아이가 아픈 건가? 엄마가 봐주시는 동안에는 아이들이 집밥을 먹었지만, 우리가 퇴근하고 데려오는 밤이나 주말이면 거의 외식을 하거나 인스턴트를 먹었다. 우리가 먹는 걸 아이도 같이 먹었다.

아이가 이렇게 될 때까지 엄마가 뭐 했냐는 그 도사의 말. 그리고 그분이 추천해 준 책을 읽고 이 모든 게 엄마인 나만의 책임은 아니지만 어쨌든 그럼 내가 낫게 해 보겠다는 오기가 발동했다. 하비 다이아몬드의 책 4권은 몇 번씩 반복해서 읽었다.

문제는 이게 좋다는 건 알겠는데 아이에게 어떻게 해야 하는가였다. 어른이라면 바로 책에 나온 대로 하면 되는데 갑자기 아이에게 어떻게 해야 할지 그게 고민이었다. 11살이었지만, 또래보다 성숙했고 이미 이른 사춘기가 온 남자아이를 어떻게 설득해야 할지, 어떻게 먹는 것을 바꿔야 할지가 나에게 가장 큰 숙제였다.

내가 처음 읽은 건강 책, 그리고 나의 인생을 바꿔준 책에서는 처음부터 모든 것을 실천하기 힘들 경우 낮 12시까지 공복이나 과일식부터 해 보라고 조언했다. 그것만으로도 많은 것이 달라진다고 했다. 그래, 그나마 이게 가장 쉽겠다. 아이들에게 해 주어야 하는 나의 입장에서도, 받아들이는 아이에게도 그나마 적용 가능한 방법이었다.

워킹맘이었지만 살림도 육아도 요리도 뭐 하나 부족함 없이 잘하신 엄마 덕분에 나는 바쁜 학생 때도 아침을 꼬박꼬박 먹고 다녔다. 성인이 되고 일을 하면서는 아침을 잘 먹진 않았지만 결혼 후 아이들은 엄마가 꼭꼭 아침밥을 챙겨주셨다.

하지만 내가 워킹맘에서 전업맘이 되었을 때, 엄마가 하시는 것처럼 따뜻한 밥에 반찬으로 아침을 챙겨주지 못했었다. 하지만 아이들이 빈 속으로 학교에 가지 않도록 시리얼에 우유, 양송이 스프, 토스트 같은 것들로 나도 나름 노력하고 있다고 생각했었다. 하지만 이제는 이것들도 안 해야 한다.

모든 질병의 원인은 몸에 쌓인 독소라는 결론을 내렸고, 아침은 바로 그 독소가 빠지는 시간이니 반드시 아침을 바꿔야 했다. 그렇다고 항상 아침을 먹던 아이들에게 아무것도 안 먹이고 공복을 실천할 용기는 없어서 과일식을 준비하기로 했다.

건강맘 추천 도서 12권

1. **내 몸이 아프지 않고 잘 사는 법** 하비 다이아몬드, 한언.
   - 나의 인생 책이며 아들을 낫게 해준 고마운 책. 눈물 흘리며 읽고 읽었던 책.
2. **다이어트 불변의 법칙** 하비 다이아몬드, 사이몬북스.
   - 제목이 다한 책. 다이어트에 관해서는 이 책이 정답.
3. **나는 질병 없이 살기로 했다** 하비 다이아몬드, 사이몬북스.
   - 의사도 아닌 내가 다양한 질병들에 관해 알게 되었던 책.
4. **자연치유 불변의 법칙** 하비 다이아몬드, 사이몬북스.
   - 자연스럽게 병원보다는 자연치유 쪽을 선택하게 만들어준 책.
5. **어느 채식 의사의 고백** 존 맥두걸, 사이몬북스.
   - 양심 의사가 알려준 내부 이야기가 흥미로웠던 책.
6. **맥두걸 박사의 자연식물식** 존 맥두걸, 사이몬북스.
   - 자연식물식에 관해 궁금했던 모든 것을 알려준 책.
7. **지방이 범인** 콜드웰 에셀스틴, 사이몬북스.
   - 심장질환도 음식으로 나을 수 있다는 걸 알게 해준 책.
8. **사라진 암** 한상도, 사이몬북스.
   - '어 나 같은 분이 또 있었네!' 암이라는 것도 결국엔 음식과 생활습관으로 나을 수 있다는 걸 직접 실천하셨던 이야기라 하나하나 너무 공감되어 '맞아, 맞아!' 하면서 읽었던 책.
9. **맨발걷기의 기적** 박동창, 시간여행.
   - 식단 조절과 함께 아들을 낫게 할 수 있었던 최고의 방법이라 생각한다. 친정부 모님께서도 지금까지 하고 계신다.

10. 하루 한 끼 생채식 혁명 배준걸, 김영사.

- 음식 관련 책들을 읽다 알게 된 생채식. 생채식도 도전해봤고 효과는 좋았다. 다만 아이들과 함께하기엔 현실적으로 무리가 있어서 지속하긴 힘들었지만 생채식에 관해 재미있게 풀어준 책.

11. 소박한 밥상 헬렌 니어링, 디자인하우스.

- 처음 집밥을 하며 하루 종일 부엌에 있다 현타가 왔던 나에게 식사를 간단히 준비하고 거기서 아낀 시간과 에너지는 시를 쓰고, 음악을 즐기고, 바느질하는 데 쓰고, 자연과 대화하고, 테니스를 치고, 친구를 만나는 것에 쓰자는 저자의 마인드가 너무 와닿았던 책.

12. 채소 과일식 조승우, 바이북스.

- 그동안은 외국 서적 위주로 읽었기에 작가를 직접 만나서 소통하기 어려워 아쉬움이 있었는데 인스타그램이나 유튜브에서 활동하는 국내 전문가가 나타나서 정말 반갑고 기뻤던 책. 국내 전문가라 실생활에서 적용할 것들이 유용하고, 직접 소통도 가능하다.

약이 아니라
음식으로 낫게 해 보자

　책을 읽고 음식을 바꾸기로 결정한 뒤부터는 아이에게 자기면역질환 관련 약은 모두 먹지 않도록 했다. 대상포진으로 너무 아플 때 먹는 진통제는 어쩔 수 없이 먹어야 했지만 면역질환은 음식으로 이겨 내 보기로 했다. 고시 공부를 하는 것처럼 하비 다이아몬드의 책이 너덜거릴 때까지 읽었기에 그 책의 내용을 머리로는 알고 있었다. 하지만 마음이 움직이기까지는 간극이 있었다. 책에 따르면 약은 먹으면 안 되는 것이었는데 그 것을 막상 내 아이에게 실행하려니 많이 불안했다.

　병원에 입원했을 때 고용량 스테로이드 링거를 맞고, 집에서도 12알씩 스테로이드 약을 먹었을 때 아들의 얼굴 피부 발진은 눈에 띄게 가라앉아 있었다. 약만 먹으면 아프지 않은 아이 같아서 좋았지만 마음 한편으로 불편했다. 근본 원인이 없어진 것이 아니어서 화장한 것처럼 잠시

덮어둔 것임을 알았기 때문이다. 그래서 약을 끊으면 또다시 발진이 올라오지 않을까 너무나 두려웠다. 사람들의 걱정하는 눈빛도 말도 듣고 싶지 않았다.

하지만 당시 내가 할 수 있는 건 책을 믿고, 내 선택을 믿고, 아이를 믿는 것밖에는 없었다. 음식으로 아이를 낫게 해 보자 굳게 결심하고 식재료는 한살림이나 농협의 하나로마트 같은 로컬푸드 매장에서 유기농 채소 과일 위주로 구입했다. 사과는 주로 엄마가 한 박스씩 구입해서 친정이랑 우리 집 반반 나눠 먹었다.

10년 동안 항상 아침밥을 든든하게 먹던 아이들이었기에 과일을 아침으로 차려 주었을 땐 거부했다. 학교에서 점심시간까지 기다리려면 배가 고프다는 거였다. 엄마들 마음 약해지는 말 중 하나 아닐까. 내 새끼 배고플까 한 끼라도 안 먹으면 애달파져 아이들이 먹고 싶다는 음식 해 주고, 졸졸 따라다니며 한 입이라도 먹어 보고, 뭐라도 어떻게든 먹이고 싶은 게 엄마 마음이다. 하지만 그때 나는 평범한 엄마가 아니었다. 어떻게든 아이를 낫게 해야 한다는 생각이 전부였다. 사실 당장 생사를 가르는 정도로 아팠던 것은 아니지만, 나는 벼랑 끝에 선 마음이었기에 먹는 것에 대해선 물러설 수가 없었다.

그 전까지는 과일도 껍질을 항상 벗겨서 먹었다. 하지만 과일 껍질에 좋은 성분이 많다고 하니 사과를 깎지 않고 주고 싶었다. 항상 껍질 없이 먹던 아이들이니 당연히 안 먹겠다고 했다. 그래서 토끼 모양으로도 깎아 보고, 얇게도 잘라 보고, 큐브 모양으로도 잘라 보고 이것저것 시도해 봤다. 이런 엄마의 모습이 측은했는지 나중에는 아들이 "그럼 하루는 껍질 있게 주고, 하루는 껍질 없게 줘."라고 제안했다. 좋아. 그렇게라도 먹이자.

주로 아침에는 사과를 먹거나 제철 과일을 주었는데, 그것도 질린다고 할 때는 후루룩 마실 수 있게 갈아서 주기도 했다. 물론 껍질째 씹어서 먹는 게 가장 좋다. 하지만 안 먹으려고 할 땐 그렇게라도 과일을 먹게 했다. 사과+당근, 사과+토마토, 사과+토마토+비트, 사과+딸기, 딸기+바나나, 사과+케일, 사과+양배추 등. 다양한 것들을 조합해서 시도해 본 결과 아이들은 채소가 들어간 스무디는 싫어했다. 그래서 채소가 들어간 스무디는 남편과 내가 먹고, 아이들에게 줄 때는 과일 위주로 갈아준다. 주서기로 갈면 마시기는 편하지만 소화도 더 빨리 되어 배고플 것 같았고 무엇보다 섬유소가 다 빠지는 것 같아서, 블렌더로 갈아서 스무디로 주었다.

시간이 있을 때, 전날 오후에 토마토는 삶아서 껍질을 벗겨 썰어 놓고 당근도 삶아서 썰어 놓고, 하루 먹을 양만큼 소분해 놓는다. 그럼 아침에 사과만 깎아 넣고 소금 한 꼬집 넣어 금방 갈아 줄 수 있다. 단맛을 올리기 위해 소금 외에 다른 것들은 첨가하지 않는다. 올리브 오일도 넣으면 좋다고들 하는데, 하루에도 몇 번씩 설거지하는 입장에서 블렌더에 기름 번들거리는 게 닦기 싫어서 나는 넣지 않았다.

그중 아들이 가장 좋아했던 건 딸바(딸기, 바나나)스무디다. 딸기가 제철일 땐 한살림에 장 보러 갈 때마다 항상 딸기를 샀고 없을 땐 냉동딸기를 넣었다. 웬만하면 과일도 수입 과일보단 국산을 선호하는 편이지만, 바나나는 조금 예외로 둔다(가끔 대형마트에 유기농 국산 바나나가 보이면 무조건 산다).

나는 항상 아이들에게 줄 때나, 아이들이 조금이라도 맛있어하는 게 있으면 "이야~ 이제 밖에서 딸바 사 먹을 일 없겠네, 너무 맛있다! 그치??", "엄마가 매일 집에서 해 줄게!"라고 이야기한다.

이렇게 이야기하는 첫 번째 이유는 맛있게 잘 먹어준 아이들이 예쁘고 고마워서이다. 두 번째 이유는 음식을 바꾸면서 새로운 음식을 줄 때마다 아이들에게 거절을 많이 당하다 보니 조금이라도 잘 먹으면 과하게 칭찬하게 되었기 때문이다. 당시 내 머릿속에는 어떻게든 오전에 독소를 빼야 한다는 생각뿐이었다.

평생 지속할 좋은 습관, 오전 공복 또는 과일식

물론 지금도 아이들이 좋아하지는 않는다. 하지만 우리 집에 아침 밥은 없다. 낮 12시까지가 독소 배출 주기인데, 이때 음식을 먹으면 소화에 에너지가 많이 쓰인다. 몸속 독소를 빼는 데 도움이 되지 않는다는 것이다. 단, 과일은 30분 정도면 소화가 되니, 크게 무리가 가지 않는다고 했다. 나도 그 의견이 맞다고 생각해서 그때부터 지금까지 우리 가족은 모두 오전 과일식 또는 공복을 하고 있다. 충분히 효과를 보았기에 앞으로도 평생 지속할 생각이다.

심지어 70 평생을 아침에 따뜻한 밥과 국을 드시던 친정 부모님도 지금은 오전 과일식을 하고 계신다. 또한 아들이 깨끗하게 나은 것을 아는 지인들도 어딘가 아프면 나에게 좋은 방법이 있는지 물어보는데, 그때마다 가장 먼저 추천해 주는 방법도 오전 과일식이다. 점심과 저녁은 사회생활

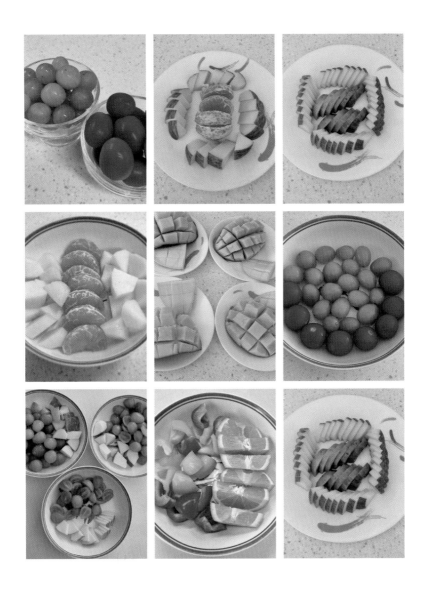

을 하다 보면 마음대로 잘 안 되는 상황들이 있으니, 그렇게 추천해 준다. 물론 남편에게도!

하지만 성인이야 단식도 상관없다지만 학교에서 공부해야 하는 아이들이다 보니 아침에 탄수화물을 먹어야 머리가 잘 돌아간다는 게 마음에 걸렸다. 그래서 찾아보니 사과는 탄수화물 함량이 높은 과일이었다. 그 외에도 사과는 좋은 점이 너무 많은 과일이라서 우리 집은 일 년 365일 사과가 항상 있다. 아침엔 주로 사과 위주로 먹고 점심과 저녁 식전에는 다른 과일을 먹는다.

아침을 든든하게 꼭 먹어야 한다는 생각이 지금은 완전히 바뀌었다. 아침을 차리는 게 귀찮고 번거로워서 그런 것은 절대 아니다. 과일식도 씻고 자르고 갈고 설거지하고 걸리는 시간은 비슷하거나 더 걸리기도 한다. 요즘은 간단하게 구입해서 먹을 수 있는 주스도 많이 나오지만 조금 번거로워도 내 손으로 식재료를 구입해서 씻고 자르고 갈아서 가족들을 먹여야 내 마음이 편하다.

원하는 재료를 깨끗이 씻어 물 한 컵 넣고 믹서기에 갈아주면 끝! 정말 간단한데 맛도 있다. 아침엔 과일, 채소, 물 위주로 주고, 간식으로 먹을 땐 물 대신 두유를 넣어 주기도 한다. 과일, 채소, 물(두유) 이외의 다른 것은 첨가하지 않았다.

바나나가 들어갈 땐 두유가 어울리는데 가끔 그래놀라나 현미플레이크를 추가해주기도 한다. 딸기는 제철에는 생딸기, 그 외의 계절에는 한살림 냉동딸기를 이용하지만, 주로 제철에 먹으려고 한다. 채소와 과일 비율은 그때그때 있는 대로 하지만, 아이들에게 주다 보니 채소보다 과일의 비율을 높게 해서 주려고 한다. 한 번 맛없으면 다음에 안 먹기 때문이다.

건강맘 추천 스무디

사과당근스무디: 사과 1, 당근 1/2, 물 한 컵
사과토마토스무디: 사과 1, 토마토 1, 물 한 컵, 소금 조금
사과딸기스무디: 사과 1, 딸기 7, 물 한 컵
딸기바나나스무디: 딸기 7, 바나나 1, 물 한 컵
바나나두유스무디: 바나나 1, 두유 1컵

과일식을 시작으로
자연식물식으로 가는 길

사실 오전 과일식만으로 크게 변화된 건 없었다. 오전 과일식이 아이 치유 식단의 시작이었다. 그렇다면 아침 식사를 제외한 나머지 식사와 간식은 어떻게 먹일까. 앉으나 서나 어떻게 하면 건강하게 먹일지가 고민이었다. 살아있는 음식을 먹어야 한다는데⋯ 그동안 이미 자극적인 것들을 많이 먹어 봤던 아이에게 비건식도 아닌, 살아있는 자연식물식을 먹인다는 게 정말 쉽지 않았다.

처음에는 자연식물식 식단에 대해 아이들의 반발이 너무 심했다. 사실 나는 요리를 못하기도 하지만 고기를 어릴 때부터 안 먹어서 고기나 생선 요리도 하지 못한다. 자연스럽게 전업맘이 되고부터는 고기나 생선은 손님들이 오실 때나 명절, 할머니 집 갈 때나 먹는 음식이 되었다. 그래서 아이들은 비건식까지는 먹겠는데, 자연식물식은 도저히 못 먹겠다고 했다.

그렇게 건강한 엄마가 되었습니다

아이에게 그럼 먹지 말라고 했다. 나도 더 이상 물러설 곳이 없었다. 안 좋은 음식 먹으니 차라리 먹지 말아라! 그렇게 몇 번 반복하고 내가 물러설 기미가 없자 아이들이 조금씩 채소도 먹어줬다.

점심과 저녁 자연식물식에서 가장 먼저 바꾼 것은 바로 밥이다. 하얗게 윤기 나는 쌀밥에서 현미밥으로! 이것도 쉽지 않았다. 처음엔 현미 반, 현미찹쌀 반으로 먹였고, 지금은 현미 100%로 먹고 있다. 물론 아직도 아들은 쌀밥이 좋다고 한다. 그렇게 현미밥에 쌈 채소, 김, 그리고 파프리카, 당근 같은 것들을 곁들여 먹도록 했다. 간은 오직 소금, 천일염으로만 했다. 그때는 김치도 먹지 않았다.

어른도 하기 힘든 식사다 보니 당연히 식사시간마다 쉽지 않았다. 아이들도 힘들고, 나도 지치고 하루하루 버틴다는 생각이었다. 꼭 아이를 낫게 해야만 했다.

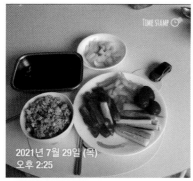

2021년 7월 29일 (목)
오후 2:25

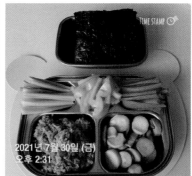

2021년 7월 30일 (금)
오후 2:31

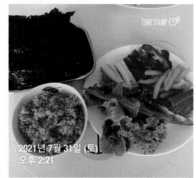

2021년 7월 31일 (토)
오후 2:21

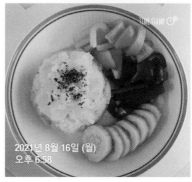

2021년 8월 16일 (월)
오후 6:58

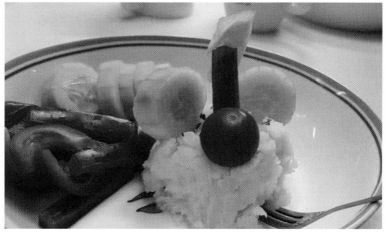

그렇게 건강한 엄마가 되었습니다

맨발 걷기에 입문하다

건강 관련 서적들을 닥치는 대로 읽던 때, 내 눈에 들어온 책이 또 한 권 있었다. 두 달 안에 아픈 곳이 나아진다는 『맨발걷기의 기적』. 그때까지 주로 음식에 관한 책들을 읽었기에 음식에 관해서는 어느 정도 정리가 되었었다. 음식을 정복하고 나니 자연스럽게 다른 부분으로도 눈길이 갔다.

걷기가 건강에 좋다고는 생각했었지만, 맨발 걷기로 아픈 곳도 나을 수 있다고? 여기저기 좋다는 것을 전해 듣던 그때, 누군가에게 맨발로 땅을 걷는 어싱(Earthing)이 좋다고 듣긴 했는데, 정확히 어떻게 하는지 제대로 알지는 못했다. 궁금했다. 또 정신없이 관련 책들을 읽었다. 책을 읽어 보니 맨발 걷기도 해야겠다는 결심이 생겼다. 물론 나만의 결심. 그럼 이제 다음 단계는?

아이를 어떻게 설득할지 궁리해야 한다. 일단은 맨발 걷기를 직접 한 번 해 보자 싶었다. 책은 읽었지만 어떻게 해야 하는지 정확히 알고 싶어 책의 저자가 매주 토요일 맨발 걷기 모임을 하는 대모산을 찾아갔다. 모두 함께 맨발 걷기를 하면 아이도 할 것 같다는 생각에 친정 부모님과 아이들과 체험에 나섰다.

너무 감사하게도 책의 저자이신 맨발 걷기 회장님과 부회장님과 많은 분들이 아들을 응원해 주셨고, 건강해질 수 있다는 희망을 주셨다. 사실 서울에서 나고 자란 서울 토박이인 나는 벌레를 무서워하고, 신발 벗고 양말 벗고 맨발로 땅을 밟는다는 것은 해변이 아닌 이상 쉽지 않았다. 아니 해변에서도 발에 모래 묻는 게 싫어서 신발을 신었을 정도였다. 하지만 아이들 앞에서 내가 쭈뼛거리는 모습을 보이면 안 된다는 생각에 아무렇지 않은 척했고, 그렇게 한 시간 반 정도 맨발 걷기를 하고 느낀 점은 '발이 정말 시원하다.'였다.

물론 처음엔 발이 좀 아팠지만 곧 익숙해졌다. 그때 7살이던 둘째가 했던 말이 아직도 생각나는데 "발에 구멍이 난 것 같아."였다. 아이다운 표현이 너무 귀여워서 잊을 수가 없다. 그런 둘째도 지금은 맨발로 잘 다닌다. 비가 와서 촉촉해진 땅을 밟으면 "시원하다."라는 말도 할 정도로 맨발로 걸으며 많이 놀았다.

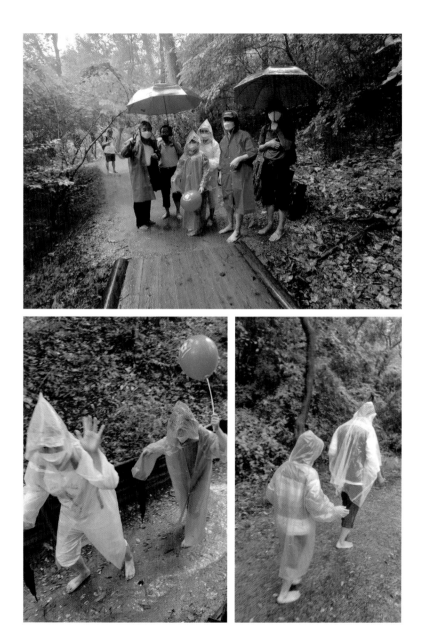

우리가 맨발 걷기를 체험하러 간 날은 비가 많이 왔는데, 맨발 걷기 하는 분들은 땅이 촉촉해서 비 오는 날을 특히 좋아하신다고 했다. 우리에게 참 좋은 날 온 거라고 이야기해 주셨다. 그때는 처음이기도 하고, 많은 분들과 이야기하느라 정신이 없었는데, 지금 생각해 보니 정말 좋은 경험이었던 것 같다.

사실 그때까지 혼자 책을 읽고 고민하는 것 말고는 어디 이야기할 곳도, 물어볼 곳도 없었는데 정말 많은 힘이 되었다. 그렇게 희망과 좋은 기억을 가지고 돌아온 후 집에 와선 또 궁리를 했다. 맨발 걷기를 어떻게 하는 건지도 알았고 아들도 체험은 해 봤는데 어떻게 매일 하게 할 수 있을까? 나에게 새로운 도전 과제가 주어졌다.

'음식과 맨발 걷기로 낫게 해야겠다.' 나는 결정이 끝났다. 이제 아들을 움직이게 해야 하는데…. 오전 과일식만 하며 매일 맨발 걷기를 할 수 있는 방법을 궁리하고 또 궁리했다. 그때가 6월 말쯤이었는데 조금 있으면 여름 방학이니 방학 두 달간 자연식물식과 맨발 걷기를 집중적으로 해 보자는 결론을 내렸다. 맨발 걷기 두 달이면 아픈 곳이 나아진다고 했으니 밑져야 본전이라는 마음이었다.

딱 두 달 동안
모든 것을 걸어보자

방학 두 달 동안 맨발 걷기를 해 보자는 마음이 서자 그때부터 아들을 설득할 방법을 연구했다. 차라리 내가 해야 한다면 쉬울 텐데, 아이에게 적용하는 것은 당시로서는 최대의 난제였다. 어떻게 하면 아들을 구슬려 방학 동안 식단과 맨발 걷기를 매일매일 하게 할 수 있을까?

눈을 뜨고 있는 순간은 항상 고민했던 것 같다. 하나에 꽂히면 그것을 해결할 때까지 끈질기게 하는 나의 성격이 이번에도 발휘되었다. 하비 다이아몬드의 책에서는 불을 가하지 않은 살아 있는 음식을 한 달에 일주일 이상 섭취하고, 그것을 최소 6개월 이상 하라고 했었다. 하지만 솔직히 자연식물식을 길게 할 자신이 나도 없었거니와 슬쩍 물어보니 아들도 6개월은 싫다 했다.

비건식까지는 먹었는데 자연식물식은 정말 싫다고. 그럼 6개월은 아니고 기간을 줄여보자. 두 달! 방학 두 달을 꽉 채워서 실천해 보고 아들이 좋아하는 것, 갖고 싶다는 것을 사 주기로 했다. 그리고 본격적으로 자연식물식을 시작하기 전에 먹고 싶다는 음식은 다 먹게 해주겠다고 했다. 다행히 나의 간곡한 제안은 아들에게 통했다. 방학 기간 두 달, 다른 집에서는 공부 계획을 세우기 바빴지만 우리의 목표는 '자연식물식'과 '맨발 걷기'였다.

맨발 걷기 효과

대표 효과 지압 효과(혈액의 펌핑 기능 강화를 통한 혈행의 개선)+접지 효과(활성산소의 체외 배출)

1. 항암, 면역 능력 증진
2. 근력 강화 및 체력 증진
3. 풋코어 근육 발달
4. 혈액 순환 개선과 신진대사의 원활
5. 고혈압 및 당뇨 조절
6. 골다공증 개선, 당뇨 조절
7. 심혈관 질환 치료와 예방
8. 불면증 치료(숙면)
9. 다이어트(체지방 감소)
10. 뇌 건강, 치매 예방
11. 족저근막염 예방

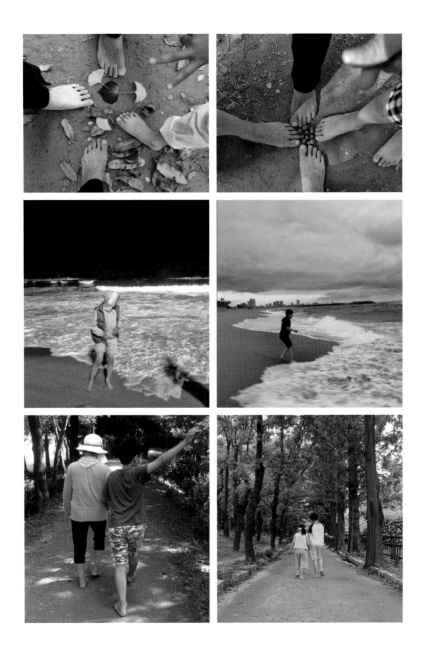

마침내 우리 가족에게
찾아온 선물

드디어 방학이 시작되고 아침은 과일식으로 하고, 점심과 간식, 저녁은 자연식물식을 하면서 맨발 걷기도 매일 했다. 이사 온 주택에 자그마한 마당이 있어서 평일에는 아침, 점심, 저녁 식후에 무조건 30분 이상 마당에서 맨발로 놀거나 책을 읽거나 조금 더 양보해서 휴대폰을 보기로 했다. 하루 세끼 먹는 것처럼 맨발 걷기도 하루 세 번 1시간 이상 하면 좋다고 해서 그렇게 했다.

사실 맨발 걷기는 부작용도 없고 많이 하면 할수록 좋다고 책에서 읽었다. 하지만 태어날 때부터 신발에 익숙해진 아이들에게 맨발은 생각보다 오래 하기 힘든 일이어서 30분씩만 했다. 아이들이라 맨발을 재미있어 할 것 같았지만 아프고 불편하다고 했다. 주말에는 온 가족이 산이나 공원에 가서 1시간 이상 맨발로 걷고 놀았다. 집에서는 밤에 잘 때 맨발 걷기 효과가 있다는 접지 패드를 복부에 하고 잤다. 그때 나는 할 수 있는 건 뭐든 해야 했다.

방학 기간 두 달을 계획하고 시작했던 식단과 맨발 걷기! 매일 자연식물식 식사를 하고 맨발 걷기를 하면서도 마음 한편에서는 '이게 과연 될까?' 의심도 들었다. 혹시 두 달이 지나도 효과가 없다면 어떻게 해야 하나 불안했다. 곁에서 강하게 확신을 주는 사람이 있었던 것도 아니고, 책을 읽고 이렇게 해 보고 저렇게 해 보고 모든 것이 처음이었다. 그야말로 맨 땅에 헤딩한다는 느낌이었다. 혹시 잘못되더라도 모든 책임은 나에게 있는 상황이었다.

그때, 가족들은 전적으로 나에게 모든 것을 맡겼다. 고맙게도 나를 믿어주었다. 나는 ○○도사의 "엄마는 뭐 했어요?"라는 말 이후 크게 충격을 받고, 그럼 엄마가 낫게 해야겠다는 일념으로 책을 읽었다. 책을 읽은 후 남편에게 책의 내용과 깨달은 것들을 전부 이야기해 주었고, 남편은 진심으로 경청해주었다. 또한 엄마를 포함한 가족들에게 내가 책에서 읽은 내용들을 모두 공유하여 가족들도 우리의 자연식물식 식단과 맨발 걷기를 응원하게 되었다. 이렇게 감사한 일들도 있었지만 식단과 맨발 걷기는 하루하루 쉽지 않았다.

생각보다 아들의 건강이 많이 좋아져서 자연식물식에서 비건식으로 조금 느슨해졌던 때쯤, 아들에게 관심이 많으셨던 맨발 걷기 회장님께서 근황을 물어왔다. 그래서 사진을 찍어 보내드렸는데 어떻게 이렇게 좋아 졌느냐고 깜짝 놀라셨다. 나는 아들을 매일 보니 잘 몰랐는데 회장님께서 는 엄청난 변화라고 놀라워하셨다.

나도 그제야 날짜를 확인해 보니 맨발 걷기를 시작한 지 한 달밖에 안 된 때였다. 조금 당황스럽기까지 했다. 이렇게 금방 낫는다고?

아들과 방학 두 달을 계획하고 시작했었는데, 음식과 맨발 걷기를 한 지 한 달 만에 좋아져서 감사하게도 건강하게 2학기를 시작할 수 있었다. 처음 시작할 땐, 두 달을 꼬박 채우려면 개학하고도 학교를 못 갈 수도 있 겠다 생각했었다. 학교를 가면 급식을 먹어야 하니 식단을 할 수 없을 것 같아서. 학교에서 친구들은 급식을 먹는데 혼자만 다른 거 먹으라는 것 도 아들이 싫어했고, 나도 그렇게까지 하고 싶진 않았다. 안 그래도 입원 하고, 대상포진으로 1달 넘게 학교를 안 나가서, 아들은 자기가 아픈 아이 처럼 보이는 게 싫다고 했었다.

아침은 과일식, 점심과 저녁은 현미밥에 자연식물식 위주의 식단. 간 식도 감자, 고구마, 옥수수 같은 구황작물을 먹었고, 식사 때마다 살아있 는 채소는 꼭 곁들였다. 하루에 채소와 과일을 어느 정도 먹어야 하는지 체크해서 항상 기준치보다 많이 먹었다. 오빠가 먹으니 7살이었던 딸도 먹었다. 남편은 출근해서 저녁까지 먹고 들어오기 때문에 우리 셋만 먹으면 되었었다. 비상 상황이라고 생각했기에 친정 부모님과 친척들에게도 식단 조절 중이라 말씀드리고 집에 손님들 오는 것도 당분간은 미루었다.

병원에 입원했을 때 고용량 스테로이드를 투여하고, 집에서도 한 달간 스테로이드 약을 12알씩 먹였을 때 얼굴 발진은 가라앉은 상황이었다. 약들이 가라앉혀주고 있다고 생각했기에 약을 끊으면 다시 피부가 예전처럼 돌아가는 건 아닐까 불안했었다. 매일 아침마다 아들의 얼굴이 괜찮은지 확인하며 가슴을 쓸어내리는 것이 일상이었다. 자연식물식 덕인지 다행히 약을 끊고 나서도 피부는 다시 예전으로 돌아가지 않았고, 손가락 발가락 마디마다 수포처럼 있던 것들도 어느 순간 사라져 있었다.

목동에서 인천까지 한의원을 다니며 한약을 먹을 때 간지럽다고 긁었던 다리 상처들이며 목 뒤 상처도 어느샌가 아물어 가는 게 보였다. 아이의 몸속까지는 모르지만 눈에 보이는 부분들이 좋아지고 있으니 제대로 된 방향으로 가고 있는 것 같아 조금은 안심이 되었다. 사실 몇 년간 대학병원, 한의원, 대체의학 등등 좋다는 걸 다 해 봤는데 좋아지지 않았던 아들이, 음식과 맨발 걷기 한 달 만에 이렇게 달라진다는 게 믿기 힘들었다. 겉으로는 좋아 보이지만 정말 괜찮은 건지 그때까지도 불안했다.

아이의 영상을 보고
펑펑 울다

그러던 어느 주말에 아이들이 외할머니 외할아버지와 공원에 놀러 가게 되었다. 나는 함께 가지 않았기에 엄마가 아이들 영상을 보내주셨는데 나는 그 영상을 끝까지 보지 못했다. 눈물이 쏟아져서 볼 수가 없었다. 말 그대로 펑펑 울었다. 영상에서 아들이 구름사다리를 끝까지 건넜던 것! 보통의 아이들이라면 놀랄 일도 아니고, 더군다나 11살이나 되는 남자아이가 구름사다리를 건너는 것은 특별한 일이 아니다.

하지만 얼마 전까지만 해도 4살 어린 여동생도 하는 구름사다리를 11살 아들은 건너지 못했었다. 클라이밍을 하러 가서도 시간을 채우지 못하고 도망치듯 나왔었다. 그런데 그런 아들이 구름사다리를 끝까지 건넜다니! 팔에 근력이 생겼다는 얘기다. 너무 감사하고 뭐라 말로 표현이 안 되는 느낌이었다. 아들과 내가 해냈다는 생각에 눈물이 폭포수처럼 흘러나

왔다. 물론 쉽게 건넌 건 아니었다. 힘겹게라도 끝까지 건넜다는 것만으로 아들도 우리도 모두 감격스러운 상황이었다.

자가면역질환 소아피부근염의 증상이 피부발진을 동반한 팔다리 근력이 빠지는 거라 그 영상을 보고서야 겉으로만 좋아지는 게 아니라 속도 좋아지고 있구나 하고 조금은 안심할 수 있었다. 그래서 병원에 가서 검사도 해 봤다. 결과는 수치상으로나 겉으로 보기에도 모두 정상!

그동안은 안개가 낀 길을 정처 없이 걷는 기분이었다. 이 길이 맞는지 확신은 없었지만 가만히 있을 수 없었기에 걸었다고 해야 맞을 것이다. 하지만 아들의 구름사다리 영상을 보고서는 음식과 맨발 걷기 방법이 맞다는 확신이 생겼다. 물론 병원에서는 좋아하지 않았다. 그 뒤로도 6개월 후에 한 번, 1년 후에 한 번 가서 검사를 하고 확인했었다. 마지막으로 병원을 갔던 건, 2023년 1월쯤이다.

의사 선생님께선 한참을 말없이 차트를 보시더니 "예전엔 있었는데…" 라고 말씀하시면서, 아들이 키도 많이 컸고, 겉으로 보기에도 건강해 보인다고 더 이상 다른 말은 안 하셨다. 앞으로도 6개월에 한 번씩 와서 검사받아 보라는 말 외에는. 그날 병원을 나오면서 아들과 이야기했다. "우리 이젠 병원 안 와도 되겠다!" 아들은 자기가 아픈 사람이 되는 것 같아서 병원 가는 걸 많이 싫어했기에 뛸 듯이 좋아했다. 나도 정말 기뻤다.

중1인 지금, 아들은 건강해졌으며 키도 나보다 더 크다. 구름사다리를 다 건넜던 그때부터 자신감을 가지게 되어 클라이밍 학원을 다니기 시작했고 클라이밍 마스터까지 땄다. 수영도 시작해서 마스터까지 땄다. 클라이밍, 수영뿐만 아니라 친구들과 하는 축구, 농구, 배구 등 모든 운동 종류는 다 잘한다. 심지어 달리기는 매번 1등. 6학년 땐 전교 1등으로 학교 대표로 외부 대회도 나갔다. 요즘엔 BMX라는 묘기 자전거에 빠져서 자전거를 들고 돌리고 뛰고 난리도 아니다.

5월 초에 입원해서 병명을 알고 스테로이드 하루 12알 먹고 정확히 한 달 뒤 대상포진에 걸렸던 때. 여름 방학 두 달을 집중 기간으로 정해 좋다는 건 무조건 해야 했다. 하지만 그전에는 아무런 지식도 없는 상태에서 주위 사람들이 좋다고 이야기하는 것에 이리저리 휘둘렸다. 그래서 아이도 더 힘들었을 것이다.

지금은 그때와는 다르다. 수많은 책을 읽고 많은 정보를 두고 판단하여 우리 아이에게 적합한 방법이 어떤 것인지 어느 정도 구분은 할 수 있게 됐다. 그 결과 선택한 것이 깨끗한 식단, 채소 과일 많이 먹기, 맨발 걷기, 접지 패드이다. 아직도 공부하며 배우고 있는 중이지만, 어이없는 상술에 휘둘리지 않을 힘은 생겼다.

지금 생각해 보면 현명하지 못했고, 조금은 불친절하게 아이를 이끌었던 점에 미안한 생각이 든다. 물론 당시에는 너무 절박했고, 나도 불안하고 겁이 나서 그랬다고 변명은 해 보고 싶다. 노파심에서 말하자면 지금 당장 아이가 심각하게 아픈 게 아니라면 나처럼 주변에 휘둘리지 말고 많이 공부해서 현명하게 접근하기를 바란다.

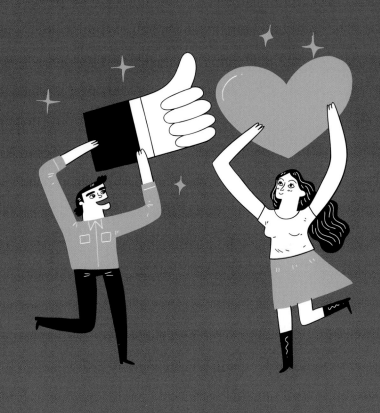

PART 2

건강한 엄마

내 손으로 직접
만들어 먹이기

요린이, 야심 차게 집밥에 도전하다

요린이(요리+어린이)인 내가 지금 집밥을 하고 있다. 내가 요리를 하는 모습이 나조차 믿기지 않을 정도로 어렸을 때부터 밥을 해 본 적이 없었다. 요리에 취미도 관심도 없었다. 가끔 라면 정도는 끓여 먹었지만, 밥은 항상 엄마나 아빠가 차려 주셨다. 성인이 되어서도 대학을 다니고 일만 하다 결혼을 했다.

대학 때 아르바이트를 시작으로 결혼해서 두 아이를 낳고도 20년 동안 일을 쉰 적이 없었다. 일하는 것에만 관심이 있었지 살림이나 요리에는 전혀 관심이 없었다. 남들이 어떻게 생각할지 조심스럽지만 결혼을 해서도 나는 일하는 사람이지 집안일 하는 사람은 아니라고 생각하며 살았다. 다행히 남편도 시댁도 있는 그대로의 나를 받아들여 주었다.

결혼 후에도 남편은 내가 음식 못하는 걸 알고 있었기도 했고, 기대하지 않아서였을까, 우리 부부는 주로 외식을 했고 가끔 집에서 야식을 먹을 땐 으레 남편이 요리를 해주었다. 결혼 전 12시가 통금이었던 내게 결혼 후 남편과 늦게 먹는 야식은 하루의 피로를 푸는 일이자 즐거움이었다. 너그러우신 시부모님도 일하는 며느리가 음식을 못하는 것에 대해 크게 이야기하지 않으셨다. 그래서인지 더더욱 내가 요리를 잘해야 한다는 생각이 없었다. 요리를 못하는 게 부끄럽다는 생각도 해 본 적이 없다. 각자 타고난 능력이 다르니 나는 내가 잘하는 일을 하고, 요리는 요리를 잘하는 사람이 하면 된다고 단순하게 생각했다.

첫아이가 태어나면서부터는 친정 부모님이 근처로 이사 오셔서 위 아랫집으로 살며 음식을 해주셨다. 나는 다시 엄마 밥을 먹기 시작했다. 평일엔 엄마가 아이를 봐주셨지만, 우리가 보는 주말이면 집에서 밥을 해 먹기보다는 주로 외식을 했다.

집밥을 해 먹는 지금 생각해 보면 당시의 모습이 부끄럽지만 그때는 비율로 따져보자면 외식이 90, 집밥이 10이었다. 그나마 10도 엄마가 해 주시는 밥이었고, 내 손으로 밥을 해 본 건 양가 부모님 생신 때 한 번씩 정도였다. 나머지 생일이나 기념일도 당연히 외식을 했다. 10년 넘는 결혼 생활 동안 내가 집밥을 한 건 열 손가락 안에 꼽을 정도였다.

친정 엄마 곁을 떠나 처음 전업주부가 되었을 때는 나의 일터가 집이라는 생각에 요리책을 샀다. 인터넷이나 유튜브를 보면 레시피들을 쉽게 구할 수 있지만, 나는 종이책을 선호하는 편이라 요리책을 구입했다.

우선 내가 할 수 있을 것 같은 쉬운 책을 골랐다. 하지만 보기엔 쉬웠는데, 막상 해 보니 모든 것이 서툴렀다. 분명 똑같이 따라 했는데 신기하게도 맛이 없었다. 아이가 태어날 때부터 직접 밥을 해 준 엄마들은 아이들이 크면서 요리 실력도 같이 늘었을 테고, 아이들도 어렸을 때부터 꾸준히 먹은 엄마 밥에 길들여져 있을 것이다. 하지만 10년 동안 주부 9단 할머니 집밥을 먹던 아이들은 이제 요리를 시작한 요린이 엄마 밥이 영 성에 차지 않았을 것이다.

엄마의 요리 실력은 아이들 입맛을 만족시키지 못했다. 물론 이사하기 전부터 아이들에게 "엄마는 요리가 처음인 요린이야. 너희가 많이 이해해 줘."라고 말은 했지만 그만큼 실패한 요리를 가장 많이 먹은 것도 아이들이다. 나도 나름 노력했지만 지금 생각해도 미안하긴 하다. 이때까지도 외식의 비율은 50%를 넘었다.

가족들의 몸에 들어갈
소중한 음식들

    아들 덕분에 ○○도사를 만나 아들을 살릴 수 있는 음식에 대한 이야기를 듣게 되었다. 처음에는 그분의 이야기에 상처도 받고 화도 많이 났던 것이 사실이다. 하지만 지나고 보니 그분을 만나지 못했다면 건강한 음식이 얼마나 중요한지 지금까지도 깨닫지 못했을 수도 있겠다는 생각이 든다. 그 후로 그분께 다시 연락을 드리지는 못했지만 아들과 우리 가족이 새로 태어날 수 있는 방법을 알려주신 분이기에 마음속 깊이 감사함을 가지고 있다.

    그렇게 나는 그분이 추천해주었던 책을 시작으로 건강 서적을 읽게 되었고, 책을 읽으면 읽을수록 아이들에게 집밥을 반드시 해주어야겠다고 다짐하게 되었다. 이때부터는 외식을 최대한 줄이고 거의 대부분 집에서 밥을 했고, 매일 집밥을 하려고 노력했다. 책을 읽고 나니 밖에서 먹는 음식에 어떤 것이 들어갔는지 어떻게 만들었는지 알 수 없다는 게 가장 큰 두려움이었다. 아이의 몸에 들어갈 음식이었다. 내 손으로 안전한 식재료를 구입하고 직접 만든 음식이 아니면 안 되겠다 싶어 한동안은 바깥 음식을 아예 못 먹은 적도 있었다.

아이들이 학교에 가고 혼자 점심을 먹을 때는 현미밥에 천일염과 깨를 넣어서, 깨소금 밥만 먹기도 했다. 무조건 입에 맛있는 외식을 하던 내가 이렇게 바뀐 것이 남편은 신기하다고 했다. 어느 날은 남편이 "오늘도 깨소금 밥 먹었어?"라며 놀리기도 했다.

그러다 매일 집밥을 해서 먹는 게 너무 힘들어서 주말 한 끼 정도는 외식으로 타협했다. 우리 가족에겐 정말 큰 변화였다. 예전 같으면 주말에 당연히 늦게 일어나 아점으로 외식하고, 밖에서 놀다 저녁까지 사 먹고 들어오는 게 당연한 일상이었다. 지금은 어떻게든 한 끼라도 더 집밥을 먹으려고 노력한다.

그뿐만이 아니라 요즘에는 외출할 일이 있으면 어떻게든 집밥을 먹기 위해 스케줄을 조정하기도 한다. 간단하게라도 집에서 한 끼 먹고 나가서 저녁만 사 먹거나, 점심을 사 먹었으면 저녁은 집에서 해 먹으려고 노력하는 식이다.

그렇게 건강한 엄마가 되었습니다

집에서 먹는 식재료는 주로 유기농 채소와 과일을 구입한다. 모든 식재료를 유기농이나 무항생제로 구입하는 것은 어렵지만 채소, 과일이라도 화학비료를 쓴 땅에서 자란 것은 먹고 싶지 않아서 유기농으로 구입하려고 노력한다. 또 식재료는 한 번에 대량 구입하지 않고 그날그날 먹을 정도만 소량 구입한다. 그래서 매일 장 보는 게 나에겐 당연한 일상이다. 아니 집 밖을 나갈 수 있는 유일한 일이었다. (한동안은 장 보는 거 말고는 집 밖을 나갈 일이 없었다.)

그때그때 먹을 것을 사서 다 먹으니 냉장고가 꽉 찰 일도 없었다. 신혼 때 양가 어머님께서 해다 주신 반찬들을 안 먹고 버린 게 너무 많았다. 직접 집밥을 해 보니 직접 식재료를 사다가 다듬어 음식을 해 주신 마음을 알 것 같아 너무 죄송하다. 이제는 음식 버리는 게 제일 아깝다.

다행히 내가 하는 건 요리라고 할 것도 없었다. 하늘이 도왔는지 책에서 권한 식단들이 자연식물식이었다. 요린이인 나에게는 완전 딱이었다. 우선 가능하면 자연 그 상태로의 섭취를 권장하기에 여러 단계를 거치지 않는다. 양념도 거의 없다. 소금은 천일염을 쓴다. 설탕은 비정제 원당 마스코바도를 쓴다. 간장, 된장, 고추장, 고춧가루는 친청 엄마가 직접 만들어주신다. 모든 재료는 직접 만들거나 한살림을 이용한다.

내가 밥할 때 쓰는 양념은 거의 소금. 아들이 "엄마! 간은 소금만으로 하

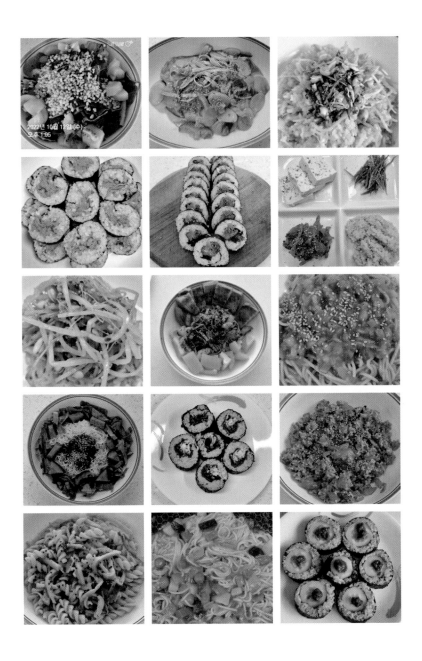

그렇게 건강한 엄마가 되었습니다

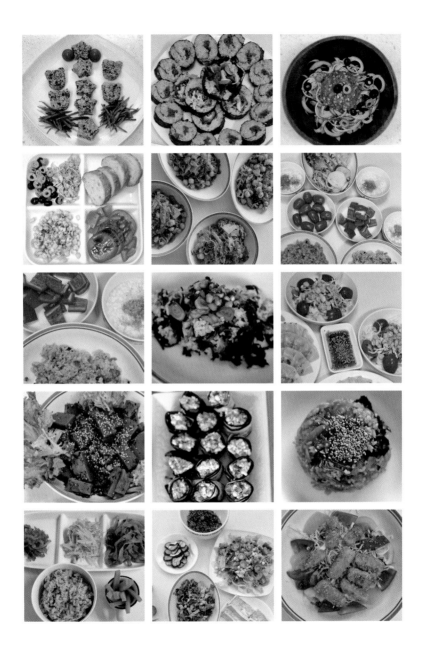

는 거 아니야. 다른 양념으로도 해 줘."라고 말한다. 나는 "싱겁지만 않으면 먹는 거지."라고 대답한다. 사실 나는 간도 많이 싱겁게 하는 편이다.

전업주부 4년 차. 아직도 요린이지만 집밥을 하려고 무지 노력한다. 그랬더니 입맛도 많이 변했다. 그 좋아하던 떡볶이도 예전 맛이 아니다. 물론 밖에서 사 먹기도 하지만 밖에서 먹고 들어온 날은 아이들도 나도 물을 몇 번씩은 먹어야 할 정도이다. 이젠 아이들 입맛도 많이 달라졌다. 아이들이 먹고 싶다고 할 땐 집에서 떡볶이, 라볶이를 만들어준다.

웬만하면 집에서 내 손으로 집밥을 하려고 한다. 외식을 하면 몸은 편해도 마음이 불편하다. 직접 식재료를 구입하고 내 손으로 만들면 몸은 조금 불편하고 귀찮아도 마음은 편하다. 물론 건강에도 더 좋다. 아이가 아팠었기 때문에 마음이 편한 게 장땡이다! 그 전에는 아무 생각 없이 당연히 외식이었다면, 지금은 당연히 집밥이다. 어쩔 수 없이 외식하더라도 이것저것 따져서 결정한다. 먹는 것에 관해선 좀 까다로워졌다. 내가 먹는 거, 내 가족이 먹는 거니까. 앞으로도 그럴 것 같다.

아이들에게 주는
채소, 과일은 이렇게

자연식물식을 권하는 책을 읽고, '살아 있는 음식을 먹어야 한다. 살아 있는 음식은 불을 가하지 않은 음식이다. 그럼 채소 과일을 생으로 먹어야 한다.'라는 생각이 가득했다. 그걸 아이들에게 가능한 한 많이 먹여야 하는데 그러려면 엄마인 나는 어떻게 해야 하는가? 또 궁리하기 시작했다. 오로지 머릿속엔 아들을 낫게 하겠다는 생각으로 가득했다. 지금 생각해도 참 짠하다.

먼저 하루에 어느 정도 먹어야 하는지 채소, 과일의 하루 권장 섭취량을 찾아보았다. 여러 가지 기준이 있었지만 보통은 하루 350~500g 정도를 권장하고 있고, 병을 고치기 위해 먹는다면 하루 800g을 제시하고 있었다. 지금은 비상 상황이니 평균 권장량보다 더 먹어야겠다고 생각했다. 그럼 어떻게 하루에 800g을 먹일 수 있을까?

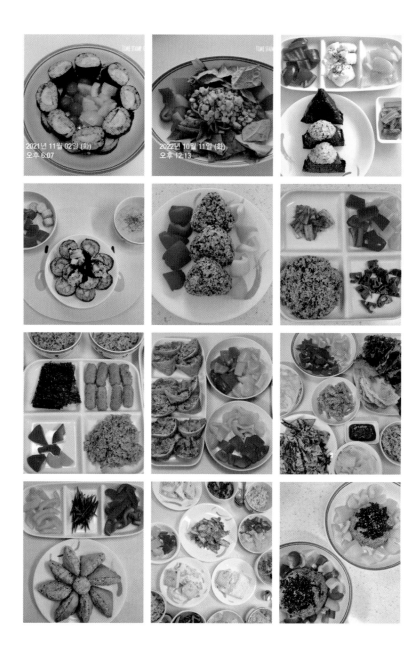

그렇게 건강한 엄마가 되었습니다

우선 채소와 과일이 하나에 어느 정도 무게인지 찾아봤다. 많이 먹는 사과의 경우 중간 크기는 보통 200g, 바나나는 100g, 오렌지는 150g, 토마토는 150g, 방울토마토는 하나에 10g 정도라고 했다.

과일은 먹는 시간도 중요하다. 공복에 먹어야 하므로 주로 아침, 그리고 저녁 식사 전 5시쯤 저녁 준비를 할 때 준다. 아들이 수영을 다니고 있었는데 갔다 오면 5시였고 엄청 배고파한다. 그때 슬쩍 "엄마가 금방 저녁해 줄게. 이거 먹고 있어~"라고 하고 과일 접시를 주면 아무 말 없이 먹는다. 요린이라 식사 준비하는 데 1시간은 걸리는데, 과일은 30분 정도면 소화가 된다.

먹이고 싶은 좋은 음식을 준비했다가 아이들이 배고파할 타이밍을 잘 관찰해서, 이때다 하고 먹여야 한다. 안 그러면 아이들은 더 짜증을 낸다. 그럼 엄마도 더 힘들어진다. 이렇게 아침 사과 1개 200g, 저녁 식사 전 과일 1개로 대략 300~400g 정도를 채웠다.

그리고 점심과 저녁 식사 때 불을 가하지 않은 살아 있는 생채소를 함께 주었다. 예를 들면 방울토마토는 10개 정도 양을 먹인다. 아이들이 싫다고 할 땐, 자신의 나이대로 먹어보자고 제안한다. 그럼 그때 아들은 11개, 딸은 7개 정도는 먹어준다! 표현대로 '먹는다.'보다는 '먹어준다.'가 더 맞는 것 같다. '엄마의 성의가 가상해서 내가 먹어준다!' 같은 느낌이다.

그럼 나는 먹어줘서 고맙다고 '우와! 정말 멋지다.' 하고 칭찬해줘야 한다. 어떻게든 아이들 기분을 맞춰가며 채소와 과일을 먹여야 했다. 그래야만 했다.

　방울토마토 말고는 파프리카를 자주 준비했다. 그때는 1인 1파프리카였다. 지금은 점점 줄어 1인 반 개 정도를 먹는다. 지금은 모두 건강하니 그 정도라도 먹어주는 것에 감사해야 한다. 물론 그마저도 안 먹고 싶어 하긴 한다. 그땐 방울토마토, 파프리카, 당근, 오이 정도를 먹었다. 이마저도 먹기 쉽지 않았기에 더 다양한 것은 시도를 못 했다. 샐러리는 한 번 시도했다가 아이들에게 크게 거부를 당했다. 가지, 샐러리, 녹색 채소 같은 것들은 아이들이 절대 싫다고 해서 자주 못 먹었고, 그나마 아이들이 거부하지 않는 것 위주로 주었다.

눈물로 사과했던 날들

　지금도 당연하지만 아이들은 자기가 스스로 챙겨 먹지 않는다. 밥도 과일도. 그래서 머리를 엄청 썼다. 하지만 그 과정에서 아들이랑 정말 많이 싸웠다. "절대 안 먹는다.", "먹기 싫다."라고 주장하는 아들의 비위를 맞추는 것이 나도 사람이니 지칠 때가 있었다. 그럴 때면 나도 먹지 말라고 한다. 물론 좋게 차분하게 대하기 어렵다. 참다 참다 폭발하곤 한다. 그럼 둘째는 눈치껏 엄마랑 오빠를 보다가 조용히 먹는다. 아들만 그렇게 먹일 수 없어 나도 둘째도 같은 식단을 먹었었다. 그렇게 아들이 안 먹으면 아들도 나도 마음이 좋지는 않다. 물론 둘째도 둘 사이에서 많이 불편했을 것 같다. 이처럼 오전 과일식을 빼고도 하루에 두 끼를 자연식물식으로 하다 보니 우리 가족에게 힘든 순간도 참 많았다.

　하지만 나는 물러설 수 없었다. 몰랐을 때면 모르겠지만 음식의 중요성을 안 이상 안 좋은 음식을 먹이느니 차라리 안 먹는 게 낫겠다 생각했다. 몸의 독소를 빼기 위해 일부러 단식을 하기도 하니 한 끼 정도는 안 먹어도 괜찮다고 생각했다. 배고프면 먹겠지 하고 배짱도 부려봤다. 마음은 불편하지만 몸에는 차라리 좋겠지 위안했다. 하지만 어떤 엄마가 자식이 배고파하는 것을 볼 수 있을까. 그렇게 밤이 되면 자는 아이 옆에서 어김없이 눈물 흘리며 사과했다. 이 일들을 수없이 반복했다.

그때의 나는 너무나 절박했고 예민했다. 한의원도 병원도 끊었으니 이것밖에 할 수 있는 게 없다고 생각했다. 이 글을 읽는 엄마들은 그때의 나처럼 하지 않기를 바란다. 엄마도 지치고 불안한 것은 맞지만 어른답게 조금은 아이에게 친절하고, 조금 더 영리하게, 조금 더 다정하게 할 수 있다. 엄마도 아이도 상처받지 않게 말이다. 그때를 생각하면 아이에게 정말 미안하고 눈물이 난다. 그러니 아이들이 한 살이라도 더 어렸을 때부터 건강한 음식을 먹어야 한다. 제발 나 같은 후회를 하지 않기를!

그렇게 건강한 엄마가 되었습니다

대형마트 장보기는
이제 그만

신혼 초에는 남편과 장 보는 게 너무 즐거웠다. 내가 사고 싶은 것을 다 살 수 있었다. 마치 꿈을 꾸는 것 같았다. 계산하기 전에 급하게 끼워 넣어도 남편은 뭐든 웃어넘겼다. 모든 미혼들의 로망 아닐까. 사랑하는 사람과 함께 장을 보고 함께 요리해서 같이 먹는 것! 나도 그랬던 것 같다. 둘이 일과를 마치고 밤에 같이 장을 보고 집에 와서 야식을 먹으며 영화를 보거나 드라마를 봤다. 덕분에 신혼 시절 남편은 살이 10kg 정도 쪘다.

주말이면 마트에 장을 보러 가는 것이 정해진 코스였다. 홈플러스, 이마트 등 주로 대형마트 위주로 다녔다. 영화도 보고 쇼핑도 하고 장도 보고. 이렇게 장을 보러 가면 기본이 한 시간이다. 식재료도 사지만, 전 층을 다니며 이것저것 구경하고 1+1은 무조건 담아 보고, 할인상품은 언젠가 필요할 것 같아서 담고, 카트는 항상 가득 찼었다. 먹는 것들도 주로 과자, 라면, 군만두, 아이스크림 같은 가공식품, 인스턴트 제품들이었다. 거의 외식이었기에 집에서 먹는 거라곤 거의 이런 것들이었다. 집에 라면은 꼭 있었고, 외식 후에도 먹어야 하니 간편하게 먹을 수 있는 가공식품을 늘 쟁여 놓았다.

첫째가 태어나고 우리의 신혼이 끝나면서 살짝 달라지긴 했지만, 달라졌다고 해 봐야 아이에게는 먹일 수 없는 음식을 몰래 먹거나 하는 정도였지 장보기 스타일은 달라지지 않았다. 사실 문제가 있다는 생각도 하지 못했다. 더군다나 출산 후에는 찬바람을 쐬는 외출이 안 되니 실내 마트로 장 보러 가서 바람을 쐬고 들어오기도 했다. 아이들이 조금씩 크면서는 예전 생활을 아이들과 같이했다. 집에는 늘 인스턴트, 가공식품이 있었고, 장난감은 너무 많아서 정리가 안 될 정도였다.

그러다 아들 덕에 책을 읽고 먹는 음식을 전부 바꾸게 되면서 장 보는 패턴이 달라졌다. 우선 안 좋은 음식들은 집 안에서 싹 없앴다. 가공식품, 인스턴트 같은 것들. 있으면 먹고 싶으니 아예 눈에 보이지 않도록 했다. 가끔 비건 라면, 만두 같은 가공식품들을 살 때도 있지만 일회성 구매지 쟁여 놓진 않는다. 아무리 비건 식품이라 하더라도 결국 가공식품일 뿐이라는 생각이 있다.

과자나 아이스크림도 당연히 없다. 먹고 싶다면 그때그때 사 주거나 집에서 할 수 있는 것들로 해 먹는다. 아이를 치유하는 동안에는 아예 먹지 않았었다. 지금은 건강해지기도 했고 6학년 때부터 사춘기가 와서 중2병인 지금은 어느 정도 타협을 했다. 앞으로 자세히 설명하겠지만 일단 먹고 싶은 건 먹으라고 하고 대신 엄마가 주는 건강한 음식들도 먹어달라고 한다. 냉장고도 김치, 과일 외에는 쟁여 놓지 않는다. 반찬도 그때그때 해 먹는다.

그리고 예전에는 항상 남편과 장을 보았었는데 이제는 혼자 다닌다. 40대 중년이 된 남편은 이제 마트에서 장을 보며 돌아다니고 줄 서서 계산하고 주차장 나오는 시간이 너무 아깝다고 한다. 같이 학원을 운영했던 예전과 달리 지금은 남편이 혼자 일하기도 하고 일이 더 많아져서 늦게 퇴근하기에 남편은 장보기에서 빠졌다. 이제 장보기는 온전한 나의 일. 가끔 주말에 남편이랑 같이 장을 보더라도 대형마트 말고 가까운 작은 마트에 가서 필요한 것만 사 온다.

혼자 하는 장보기 스타일도 달라졌다. 일주일 치 식단을 정해 놓은 후 한살림이나 로컬푸드 매장 위주로 다니며 그날그날 살 것들만 사 온다. 식단을 미리 정해 놓지 않으면 하루 종일 무엇을 먹을지 고민만 하다 시간을 낭비하게 된다. 그런 경험을 한 이후로는 일주일 치 식단을 미리 정해 놓고 효율적으로 장을 보게 되었다. 대형마트에 가게 될 땐 채소 과일 코너로 직진해서 딱 살 것들만 사 가지고 온다. 여기저기 둘러보지 않는다. 식재료 이외에도 필요한 것이 있으면 그것만 사 온다. 신선한 음식을 먹이고 싶어서 매일매일 장 보러 간다. 집에 쟁여 놓지 않으려고 한다.

신기한 것은 매일 장을 보러 가고, 유기농 채소 과일 위주로 구입하지만 외식을 많이 하던 예전보다 식비도 절약되고, 시간도 절약된다. 아들의 치유를 위해 집중할 때에는 모든 사회생활을 끊고, 아이들과 같이 놀거나 집밥 하기, 집안일 하기가 나의 일이었기에 혼자 집 밖에 나갈 일이 없어서 장을 보는 것이 유일한 나의 힐링 시간이기도 했다.

지금은 아이가 건강해지기도 했고 둘째도 어느 정도 커서 내가 하고 싶은 것들(독서, 글쓰기, 유튜브 촬영 등)도 조금씩 하고 있다. 그래서 매일 장을 보러 가지는 않고, 일주일에 2~3번 정도 간다. 이때도 사려고 정해 둔 것들만 사 온다. 물론 식단은 미리 짜놓아야 마음이 편하다.

20대에 결혼해서 남편과 소꿉놀이 하는 것처럼 살던 때도 좋았지만, 두 아이가 태어나고 이런저런 많은 일들을 겪으면서 40대가 된 지금 각자의 자리에서 열심히 살며 건강도 챙기는 현재의 삶도 참 괜찮은 것 같다.

우리 가족이 달라졌어요

평소 선물을 주고받을 일이 잘 없으니 화이트데이, 밸런타인데이, 빼빼로데이와 같은 날은 꼭꼭 챙겼다. 결혼 후엔 남편과 나를 위해 챙기기보다는 학원을 운영하며 회원들에게, 그리고 아이들에게 정기 행사처럼 초콜릿, 사탕을 사 주었다. 그렇게 평소 같으면 기념일을 앞두고 마트에서 몇 박스씩 사 오던 엄마가 갑자기 준비를 안 하니 아이들이 난리다.

딸은 아직 어려서 좀 괜찮았다. 그런데 몇 년 동안 초콜릿, 사탕을 받아왔던 아들이 특히 반대했다. 가족의 평화를 위해 집에서 만들어서 먹자고 제안을 했다. 하지만 엄마가 요리에 도전하고 실패작을 가장 많이 먹어본 아들은 손사래 치며 엄마가 만드는 것은 싫다며 사 먹자고 했다. 솔직히 맛의 관점에서도 만들어 먹는 것과 시중에 파는 것은 차이가 크다. 사실이다. '그래, 집에서 만들어도 맛있다고 할 때까지 엄마가 더 노력해 볼게.'

그러던 어느 화이트데이였다. 초콜릿을 사 들고 온 아들이 "엄마 미안한데, 우유가 안 들어간 초콜릿까진 도저히 못 찾겠어." 하면서 나에게 초콜릿을 내민다. 그동안은 남들처럼 평범하게 그냥 사 먹지 그렇게까지 까다롭게 먹어야 하냐고 툴툴대던 아들이, 막상 엄마에게 줄 선물을 고를 땐 엄마를 생각해서 성분표를 보고 골라 왔다니 눈물이 핑 돌았다.

어떻게 이런 생각을 했냐고 물었더니 "전에 엄마가 성분표 보는 거 생각나서 나도 한번 봤지. 자세히 살펴 보니 계란이 안 들어간 것들은 있는데, 초콜릿은 우유가 안 들어간 것까진 못 찾겠더라."며 신나서 이야기보따리를 푼다. 아들에게 진심으로 고맙다고 이야기하고 같이 초콜릿을 먹었다.

그날 저녁, 퇴근한 남편도 내가 정말 좋아했던(언제부턴가 먹지 않았지만) 페레로** 초콜릿을 사 왔다. 내가 어떻게 했을까? 이제 초콜릿 안 먹는 것 모르고 이런 걸 왜 사 오냐고 말했을까? 아니다! 고맙다는 말과 함께 아이들과 맛있게 먹었다. 다른 어떤 말도 하지 않았다. 남편은 내가 초콜릿을 그렇게 많이 먹고 좋아했던 것도 알고 있고, 언제부턴가 먹지 않는 것도 알고 있다. 누구보다 남편이 잘 안다. 그런 남편이 바쁜 일정에 나를 챙긴다고 밤늦게 들어오며 사 온 그 마음이 너무 고마웠다.

식습관을 바꿨다는 이유로 우리 집 남자들의 마음을 거부하고 싶지 않았다. 가족도 친구도 관계가 중요하다 생각한다. 평소에 먹을 땐 내가 원하는 것들로 먹으면 된다. 그 화이트데이는 두 남자 덕분에 감동으로 기억된다.

어느 주말 일요일. 평일에는 남편이 바빠서 밤늦게 들어오니 저녁은 항상 아들, 딸, 나 우리 셋이 먹는다. 남편은 손도 빠르고 나보다 음식을 잘한다. 신혼 초에는 내가 남편 밥을 얻어먹었다. 그러다 이사 오면서 내가 전업주부가 되고, 남편이 많이 바빠지기도 했고, 아들을 치유하면서 식단이 많이 변해버려서 지금은 식사 준비를 주로 내가 한다.

하지만 매일 하루에도 몇 번씩 밥을 하다 보니 나도 지쳤다. 그래서 가끔 주말 한 번쯤은 남편이 해 주었으면 좋겠다고 했더니 예전에 맛있게 해 주었던 스파게티를 해 주겠다고 한다. 남편은 토마토 스파게티를 정말 맛있게 잘했다. 남편이 해 준 후로는 아이들과 외식할 때 토마토 스파게티는 집에서 먹는 게 훨씬 맛있으니 다른 걸 먹자고 할 정도였다. 장도 직접 봐오겠다고 나섰던 남편이 신나서 들어온다.

"유기농 통밀면 사 왔어. 소스도 성분표 보고 골라왔고." 칭찬해 달라는 거다. 이럴 때 보면 아들이랑 똑같다고 생각하면서도 한편으로 고마웠다. 언제부턴가 식재료를 구입할 때, 채소나 과일이 아닌 만들어진 것들은 성분표를 보고 사는 게 습관이 되어버렸다. 그렇게 좋아하던 과자들도 원재

료명, 성분표를 보고 들었다 놨다 하다 내려놓고 오기도 하니 남편도 아들처럼 "아무거나 먹지~"라고 말하면서도 나를 위해 음식을 해 줘야겠다 할 땐, 나를 배려해서 해 주는 그 마음이 고마웠다.

그날 남편은 통밀면에 동물성 성분 없는 소스를 넣고, 우유 대신 두유 넣고, 방울토마토, 양파, 버섯을 넣고, 치즈 대신 뉴트리셔널 이스트를 넣어서 맛있는 로제 파스타를 만들어 주었다. 아들은 아빠가 예전에 해 주었던, 치즈와 비엔나소시지가 듬뿍 들어갔던 스파게티가 더 맛있었다고는 했지만 나에겐 그날의 스파게티가 최고의 식사였다.

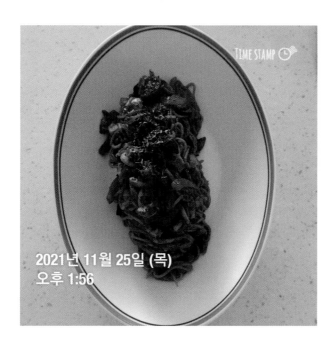

2021년 11월 25일 (목)
오후 1:56

남편은 내가 읽는 책을 같이 읽지는 않는다. 하지만 내가 먼저 읽고 책의 내용에 대해 이야기해주며 건강한 식재료가 얼마나 중요한지 설명했다. 이제는 남편도 좀 더 좋은 식재료를 챙겨 먹자는 나의 의견에 동의한다. 남편과 아이들에게 성분표 보는 방법도 알려주고 건강식 재료에 관해 이야기했을 때는 다들 관심 없이 시큰둥한 반응이었기에 어느덧 찾아온 이런 변화가 더 기쁘고 감동이었다.

가족의 건강은 내가 챙긴다!

가족 중 한 명이라도 아프면 다른 가족들도 모두 힘들다. 친정 부모님도 시부모님도 우리도, 그리고 어린 둘째도 힘들었을 것이다. 3년 동안 여기저기 다니고 이것저것 해 보면서도 변화가 없자, 아이를 키워주셨던 친정 엄마는 내가 잘못 키웠다고 매일 자책하시고, 시어머님도 "아이가 낫기만 하면 이건 기적이다."라고 말씀하실 정도였다.

아들이 아프고 알았다. 아프기 전에는 몰랐다. 건강이 먼저라는 것! 그동안은 '어떻게 하면 사업이 더 잘될까?'라는 생각에 더 배우고 더 공부하고 더 열심히 일하는 것에만 관심이 있었다. 먹는 것에 대해서는 아무 생각이 없었다.

아들이 어렸을 때의 일이다. 남편이 곱창으로 야식을 먹으면 어린 아들도 와서 같이 먹고, 남편과 내가 순대촌을 가면 어린 아들도 같이 가서 먹었다. 이때도 나는 순대를 먹지 않아서 떡과 쫄면, 채소만 먹긴 했지만, 힘든 하루를 마치고 남편과 순대촌을 가는 것이 좋았다. 낮에는 친정 엄마가 아들을 봐주셨기에 퇴근하면서 아들을 데리고 집으로 가야 했다. 아들을 데리고 집으로 가는 길에 야식을 먹으러 갔는데, 우리 너무 철없는 부모 아니냐고 이야기하면서도 늦은 시간에 몸에 좋지 않은 음식을 아이와 함께 먹었다.

그렇게 무지하고 철없던 내가 책을 읽고 알게 되었다. 어릴 때부터 이런 것들을 먹은 것이 쌓여서 아들이 아픈 거였구나. 결국 내가 먹인 것 때문에 이렇게 된 거구나. 너무 부끄럽고 미안해서 사라져버리고만 싶었다.

감사하게도 아들이 다시 건강을 되찾았고, 그때부터 나는 '가족의 건강은 내가 챙긴다!'라는 생각을 하게 되었다. 나는 의사도 한의사도 약사도 아닌 평범한 엄마지만 '내가 사랑하는 사람은 내가 챙긴다!'라는 결심을 했다.

남편의 건강도 내가 챙긴다. 남편은 밖에서 항상 점심 저녁을 먹고 온다. 늦게 오는 날은 야식도 먹고 오는 것 같다. 그렇다면 내가 챙겨줄 수 있는 건 아침뿐이다. 우리 집은 과일식을 하기 때문에 따뜻한 밥, 국, 반찬과 같은 아침은 없다. 그래서 사과 한 알 먹고 가라고 챙겨 두면 남편은 바쁘다고 그냥 간다. 그래서 가는 길에 마시라고 과일 주스를 갈아 주면, 텀 블러도 며칠 뒤에 겨우 집에 가지고 온다. 그것도 마시기 귀찮단다.

고민 끝에 요즘은 남편이 출근 준비하러 씻으러 들어갈 때, 채소와 과 일을 준비해둔다. 옷을 입고 나오면 준비해 놓은 채소와 과일을 주스로 만들어 주면 남편은 한 컵 마시고 출근한다. 이렇게라도 채소와 과일을 섭취하게 해 주려고 노력한다. 사과+당근, 사과+당근+양배추, 사과+당근 +비트, 사과+토마토, 사과+케일, 사과+딸기, 딸기+바나나 등등 그때그때 있는 재료들을 넣고 갈아서 준다. 재료가 마땅치 않을 때는 미리 준비해 둔 녹즙, 선식, 맥주효모를 넣고 쉐이크를 만들어준다.

사실 집 밖에 나가면 채소나 과일을 따로 챙겨 먹을 일이 거의 없다. 그 리고 성인이니 나가서 먹는 것까지는 내가 어쩔 수 없는 부분이다. 그래 도 한 가지 부탁한 것은 가공육은 안 먹었으면 좋겠다는 것이었다. 고맙 게도 그때부터 밖에서 가공육 만큼은 안 먹는다. 그리고 고기를 먹을 때 채소도 많이 먹으라는 정도. 내가 할 수 있는 건 강요가 아닌, 진심이 담긴 부탁이다. 남편의 건강을 생각하는 아내로서 하는 부탁. 결정은 본인의 몫이라고 생각한다.

아이들도 아침에 과일이나 과일 스무디를 먹고 학교에 간다. 사과는 항상 있지만, 아이들이 질려서 먹기 싫어할 때도 있다. 그러면 사과 대신 그때그때 제철 과일을 준다. 늦게 일어나서 바쁘다고 스무디도 안 먹고 싶다고 할 때는 녹즙 한 잔이라도 마시고 가게 한다. 평소 식단에서 녹색 채소를 거부하기에 아침에 녹즙이라도 마시자고 부탁했다.

처음에는 간편한 아침을 준비하면서 걱정도 있었다. 하지만 '아이들이 배고프면 어쩌지? 한창 클 때인데 크는 데 문제라도 생기면 어쩌지?'라고 생각하며 안달복달 걱정한다고 문제가 해결되지는 않는다. 오히려 항상 과일이나 과일 주스가 준비되어 있으니 내일은 일찍 준비해서 나오겠지, 일부러 간헐적 단식도 한다는데 공복에 독소도 빠지고 괜찮겠지, 배고프면 점심을 더 맛있게 먹겠지. 집에 있는 시간에 더 잘 챙겨 줘야지와 같이 긍정적으로 생각하고 생활하는 게 낫다.

학교에서 점심을 먹고 하교하는데도 아이들은 집에 들어오자마자 "엄마 배고파."가 인사다. 이것이 바로 하교 시간에 맞춰 항상 간식을 준비해 놓아야 하는 이유이다. 전에는 사업, 성공, 돈, 명예가 먼저였다면 지금은 이 모든 것보다 '건강'이 먼저다. 건강하지 않다면 어떤 것도 의미 없다는 걸 알아버렸기 때문이다. 아무리 사회적으로 성공하고 돈과 명예가 있더라도, 아들이 아프다면 나는 행복한 엄마일 수 없다. 남편이나 부모님이 아프서도 마찬가지다. 그래서 지금은 가족들의 건강을 챙기는 게 나의 일이고 나의 행복이다. 물론 나도 건강해야 가족들을 챙기기에 나에게도 건강이 일 순위다.

건강맘 추천 요린이 간식

　건강이나 다이어트를 위해서라면 자연식물식 위주로 먹어야 한다고 생각한다. 하지만 아이들과 함께 먹는다면 이야기는 좀 달라진다. 특히 나 어릴 때부터 이렇게 먹었던 아이들이 아니라면 많이 힘들다. 사실 이건 내 이야기다. 일단 아이들이 좋아하지 않는다. 어찌 보면 당연한 이야기다.

　나도 아직 떡볶이를 좋아한다. 그러다 보니 자연식물식 식사를 매일 하기는 쉽지 않다. 지금은 완벽하게 한다기보다는 '건강한 식사'라는 방향만 잘 잡고 가면 된다고 생각해서 조금 섞어서 하고 있다. 한때는 건강 강박증이 있었다. 친척들이나 손님들이 오실 때를 제외하고 항상 집밥을 해 주려고 하고, 간식도 감자, 고구마, 옥수수, 단호박 같은 것들 위주로 주려고 했다. 빵도 통곡물빵을 챙겨주었다. 아이들이 점점 크면 혼자 사 먹을 일도 많아지겠지만, 내가 챙겨줄 수 있을 때까진 그렇게 해주고 싶다.

1) 팝콘

영화 보러 가면 팝콘을 꼭 먹었다. 혼자 큰 통 하나를 다 먹는다. 팝콘을 먹고 싶어서 영화를 보러 가기도 했다. 너무 좋아해서 영화관에서 주는 팝콘 통을 사서 영화를 안 보더라도 팝콘만 사 먹으러 극장에 갈 정도였다. 집에서도 전자레인지 팝콘을 사서 자주 튀겨 먹었다. 하지만 GMO가 걱정되어 이제 팝콘은 사 먹지 않는다. 알고 나니 못 먹겠다.

그렇게 좋아하던 팝콘을 영화 보러 가서도 안 먹는다. 물론 아이들은 아직 먹고 싶어 한다. 가능하면 안 먹었으면 좋겠지만 먹고 싶다고 하면 사 준다. 나도 어릴 때 아무리 부모님이 좋다고 이야기하셨어도 내가 느끼기 전까진 먹고 싶은 걸 먹었으니, 나도 아이들에게 선택권은 준다.

대신 집에서 팝콘을 해 먹는다. 달라진 점은 한살림에서 국산 유기농 옥수수를 사서 현미유를 넣어 옥수수를 튀긴 후 천일염을 뿌려 먹는다. 아이들도 나도 팝콘을 좋아해서 한번 먹으면 두세 번을 튀겨 먹는다. 간단하기도 하고 톡톡 튀는 게 재미있는지 아이들도 좋아한다. 팝콘은 아이들과 즐겨 먹는 간식이다. 어린이 손님이 집에 왔을 때 인기 있는 간식이기도 하다.

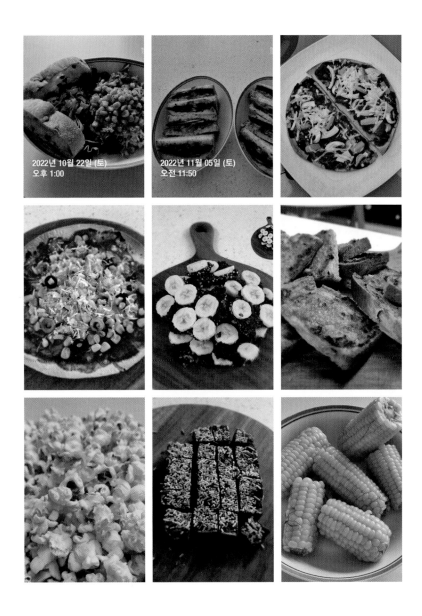

2022년 10월 22일 (토)
오후 1:00

2022년 11월 05일 (토)
오전 11:50

그렇게 건강한 엄마가 되었습니다

2) 두부 과자

한때는 '1일 1깡'을 할 정도로 과자를 자주 먹었었다. 한 번 뜯으면 다 먹어야 했고, 과자 한 봉지로는 부족했다. 하지만 지금은 과자를 거의 안 먹는다. 먹고 싶다면 한두 개 먹기는 하지만 전처럼 정신을 놓고 먹지는 않는다. 무엇보다 내 손으로 과자, 초콜릿, 아이스크림류는 거의 사지 않는다. 바삭바삭한 과자의 식감이 너무 그리울 때는 두부 과자를 해 먹는다.

식감도 맛도 끝내주지만 만드는 방법도 아주 쉽다. 두부를 얇게 자르고 전자레인지에 돌려서 먹으면 끝. 정말 간단한데 맛도 있다. 처음엔 두부 반 모만 먹었다면, 지금은 한 모를 다 먹는다. 둘째도 좋아한다. 싱거우면 소금을 살짝 뿌려 먹으면 된다. 두부, 두부 면, 포두부, 모두 가능하다.

한때는 거의 매일 먹었다. 언젠가는 여행 가려고 비행기에 탔는데 갑자기 두부 과자가 너무 먹고 싶었던 적도 있었다. 건강한 간식은 몸에도 좋고 마음도 편하다.

3) 고구마

겨울에는 고구마를 특히 자주 먹는다. 전에는 군고구마를 사 먹었다면, 이젠 집에서 해 먹는다. 아이들은 찌는 것보다 에어프라이어를 이용해서 파는 것처럼 구운 고구마를 좋아한다. 이것도 정말 간단하다. 고구마를 깨끗이 씻고, 끝부분을 잘라내고, 에어프라이어에 넣으면 끝. 두께에 따라 다르지만 에어프라이어에 넣어두고 40분 정도 굽는 것도 맛있고, 조금 더 신경 쓴다면 150도 30분, 180도 30분, 200도 10분 하면 아이들이 정말 좋아하는 꿀 고구마가 된다.

아들이 밤고구마는 퍽퍽하다고 싫어했는데, 위의 방법대로 온도를 조정하며 구우니 맛있다고 잘 먹는다. 그리고 고구마는 얇게 잘라서 고구마 스틱으로 해도 좋은 건강 간식이 된다. 너무 귀찮을 땐 그냥 쪄 먹어도 되고 고구마에 김치나 두유를 곁들이면 간식으로도 좋다. 때로는 한 끼 식사로도 좋다.

4) 마늘빵

마늘빵 만드는 방법은 간단하다. 한살림에서 감자바게트나 통밀빵을 사서 한입 크기로 자르고, 비건 버터 1스푼을 떠서 전자레인지에 10초 돌리고, 비정제원당 1스푼, 비건 마요네즈 1스푼, 간 마늘 1스푼을 섞어서 빵 위에 올린다. 그리고 에어프라이어 170도 10분이면 완성된다. 까다로운 사춘기 아들이 마늘빵이 맛있다며 엄지 척을 해줬다. 이제 마늘빵도 안 사 먹어도 되겠단다. 엄마가 최근에 해 준 간식 중 가장 맛있다고 했다. 가끔 둘째는 마늘이 맵다고 하는데 둘째에게 줄 땐 마늘 양을 조금 줄여서 주면 맛있게 잘 먹는다.

5) 수제 두부 초콜릿

아이들이 초콜릿이 먹고 싶다고 할 때, 조금이라도 건강하게 주고 싶어서 수제 두부 초콜릿을 만들었다. 비건 초콜릿이나 동물성 성분 없는 다크초콜릿을 녹이고, 순두부 하나 넣어서 섞고, 냉동실에 30분 얼렸다 먹으면 끝. 입안에서 살살 녹는 고급 파페 초콜릿이 된다.

예전에 초콜릿이 먹고 싶어서 매장에 갔다가 이름이 생각 안 나서, "입에서 살살 녹는 초콜릿 주세요."라고 한 적도 있었다. 남편은 아직도 이 이야기를 하며 놀린다.

수제 두부 초콜릿은 선물용으로도 좋다. 선물을 주고 싶을 때, 흔하지 않으면서 건강한 선물이 될 수 있다. 예쁜 종이 박스에 넣고 초콜릿 위에 카카오 가루를 살짝 뿌려 주면 진짜 시중에서 파는 초콜릿이 된다. 자주 해 먹진 않지만 선물할 때 만들면서 먹거나 가끔 딸과 함께 요리 놀이 같은 느낌을 내기 위해 한다. 엄마의 에너지가 아주 많고 아이들과 끝까지 웃으며 할 수 있을 만큼의 여유가 있을 때 해 보면 좋을 간식이다.

만들어 먹는 초콜릿은 하나 더 있다. 요즘 유행하는 바크 초콜릿! 한때 아몬드가 씹히는 초콜릿의 식감을 엄청 좋아해서 크런*나 페레로**를 많이 사 먹었었는데, 지금은 그런 초콜릿들은 사 먹지 않는다. 그런데 바크 초콜릿을 아이들에게 만들어주니 정말 가게에서 파는 초콜릿 같다며 아주 맛있어했다.

　이것도 만드는 방법은 너무 간단하다. 노브랜드에서 다크초콜릿을 사서 전자레인지에 30초가량 돌려 녹이고, 씹히는 식감을 위해 현미 플레이크를 넣고 현미뻥과자가 있으면 작게 잘라서 넣는다. 현미뻥과자는 없어도 무방하다. 재료들을 섞어서 쟁반에 넓게 펼치고 냉동실에 30분 얼리면 끝. 좀 더 고소한 맛을 원한다면 각종 견과류를 넣어도 좋다. 초콜릿 위에 땅콩 분태를 올려서 먹어도 정말 맛있다. 바나나나 과일을 넣어 먹으면 또 색다른 맛이 된다. 이것도 선물용으로 강력 추천한다.

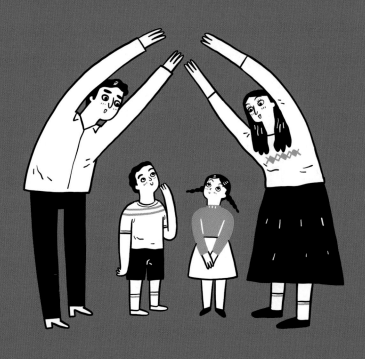

PART 3

행복한 엄마

나를 위한 시간 만들기

집에서 놀고 있으라고?

넉넉하지 못한 집안 형편에 고등학생 때부터 일을 하고 싶었다. 하지만 고등학생 여자아이가 할 수 있는 아르바이트는 없었다. 그랬기에 20살이 되자마자 아르바이트를 시작했다. 등록금까지는 아니더라도 용돈은 내 손으로 벌어 쓰자는 생각에 대학 생활 4년 동안 수많은 아르바이트를 했다. 친구들은 그런 나를 '알바 소녀'라고 불렀다. 딱히 공부에 재능이 있는 것도 아니어서, 학기 중에는 수업 끝나고 아르바이트, 주말 아르바이트, 방학은 당연히 아르바이트로 꽉 차 있었다.

벨리댄스를 시작하고도 일은 쉬지 않았다. 좋아하는 일이기도 했지만 주변에서 나를 많이 찾았다. 심지어는 수업이 너무 많아서 수업을 하나 줄이려고 동료에게 넘기면 다른 수업이 또 들어왔다. 감사한 일이었다. 새벽 6시부터 밤 10시 30분까지 수업을 했고, 평일에는 하루 8타임이었

그렇게 건강한 엄마가 되었습니다

다. 주말에는 공연에 지방 수업에 바쁘게 다녔다. 사람들이 일복이 많다고 할 정도였다.

결혼 후에도 신혼여행 일주일을 제외하고는 일을 쉬지 않았다. 오히려 결혼하면서 학원을 오픈했기에 결혼 후에는 더 열심히 했다. 강사에서 원장이 되었으니 책임감의 무게가 달랐다.

두 아이를 출산하고도 100일 몸조리 후엔 바로 수업을 시작했다. 물론 집에 있는 100일 동안에도 온통 신경은 학원에 쏠려 있었다. 10년이 넘는 기간 동안 학원을 운영하며 좋을 때도 있었고 힘들 때도 있었고, 너무 달리다가 번 아웃도 왔었다. 학원을 더 크게 해 보겠다고 수천만 원 드는 교육도 들었고, 밤낮없이 공부도 했었다. 나를 표현하는 키워드는 벨리댄스, 사업, 성공, 명예, 돈이었다.

그랬기에 내가 전업주부가 될 거라고는 생각해 본 적이 단 한 번도 없었다. 어렸을 때 꿈은 선생님, 현모양처이긴 했다. 하지만 일하는 게 너무 좋았고, 감사하게도 좋은 성과들도 많았기에 일을 안 한다는 건 있을 수 없는 일이었다.

가족들에게도 내가 일하는 건 너무나 당연한 일이었다. 하지만 10년 동안 두 아이의 육아를 맡아서 해 주신 친정 엄마도 많이 지치셨다. 전업주부가 되기 전 마지막 1년은 출근하는 매일매일이 도전일 정도로 우리 모두가 힘들었다. 그러다 문득 내가 너무 이기적인 것 같다는 생각이 들었다. 일도 중요하지만 나는 아이들의 엄마니까. 그리고 내가 사랑하는 친정 엄마를 이제 그만 쉬게 해드리고 싶다는 생각이 들었다. 아이들이 좀 더 어릴 때, 더 많은 시간을 같이 있어 주는 것도 의미 있는 것 같아서 (물론 아들이 아팠던 게 가장 큰 이유였지만) 일을 잠시 접기로 했다.

나의 이런 결정에 나보다 남편을 포함한 가족들이 더 걱정이 많았다. 20년 동안 일만 했던 사람이 전업주부라니. 심지어 요리도 살림도 해 본 적 없는 내가 집안일을 한다니 걱정이 되었던 것 같다. 특히 친정 엄마가 걱정이 많으셨는데, 지금 생각해 보니 왜 그러셨는지 이해가 된다. 내가 어떤 상황이 될지 엄마는 이미 알고 계셨던 것 같다. 하지만 그때의 나는 몰랐다. 그냥 딸 노릇, 엄마 노릇 해야겠다는 생각뿐이었다. 20년 가까이 했던 벨리댄스를 내려놓기가 쉽지는 않았지만 아이들이 크면 다시 일하면 되겠지 하고 생각했다.

오랫동안 일하던 습관이 있어서 집안일도 일이라 생각하고 하루, 일주일, 한 달 일과를 짜서 했다. 밥을 하는 것도 일주일 치 식단 표를 짜서 아침, 점심, 간식, 저녁 매끼 그때그때 새로운 메뉴를 했다. 요리도 서툰데 하루 몇 번씩 새로운 걸 하려니, 매일이 말 그대로 돌밥(돌아서면 밥) 돌밥이었다. 재료를 손질하고, 밥을 하고 설거지까지 마치면 쉴 틈도 없이 다음 먹을 것을 준비해야 한다. 요린이라 시간이 많이 걸렸다.

아침에 아이들과 남편이 나가면 매일 빨래를 하고 1층부터 3층까지 청소를 했다. 아이들이 하교하면 간식, 저녁 준비를 했다. 신선한 재료로 먹이고 싶어서 매일 장을 보러도 갔다. 청소, 빨래, 집밥에 두 아이와 놀아주는 것까지. 게다가 책 육아를 한다고 그때까지 사교육 없이 집에서 놀고, 마당에서 놀고, 놀이터 가서 놀고, 잘 땐 책을 읽어주며 재웠다. 그동안 일하는 워킹맘이어서 못 해준 것들이 마음에 걸렸는지 전업맘이 된다면 하고 싶은 일이 많았다. 열정이 앞섰다.

때마침 남편도 하는 일이 바빠져서 아침에 나가면 밤늦게 퇴근했다. 그런데 출근하면서 꼭 하는 말이 있다. "잘 놀고 있어~" 처음엔 웃었지만 언제부턴가 "놀고 있어"라는 말에 기분이 나빴다. '놀고 있으라고? 내가 집에서 논다고 생각하는 건가?' 혼자서 육아에 집밥, 빨래, 청소까지 아침부터 아이들 잘 때까지 나의 시간은 하나도 없는데…. 청소나 빨래 같은 집안일은 매일 해도 티가 안 나는데 남편도 아이들도 모른다. 혼자 있을 때 하니 나만 안다.

'그럼 진짜 놀아볼까?'
놀라고 했으니까 노는 거다. 분명 나한테 "놀고 있어~"라고 했다?
3개월 뒤 진짜 모든 것을 내려놓고 놀아 버리기로 했다!

아들이 낫자
우울증이 찾아오다

그동안은 하루 종일 집안일에 두 아이 육아, 아픈 아이 식단 챙기기까지 정신없이 살았다. 사실 살았다기보단 살아 냈다는 표현이 더 어울린다. 학원의 원장으로서 일할 때는 늘 내가 먼저였고 나의 일이 먼저였다면, 전업주부가 되고 나서 달라진 점은 나는 없고, 오로지 집안일과 가족만 있었다. 나를 잃어가는 것 같아 속상했지만 그동안 내가 하고 싶은 일 실컷 해 봤고, 지금은 전업주부니까 이 생활에 충실해야 한다고 생각했다.

감사하게도 아이는 기적같이 좋아졌다. 아들을 낫게 하는 게 목표일 때는 그것에만 온통 정신이 쏠려 있었다. 눈을 뜨고 있는 시간 내내 어떻게 하면 아이에게 좋은 음식을 먹일까, 어떻게 아이를 건강하게 만들까 연구에 연구를 거듭했다. 이 일상은 두 아이가 잠들어야 끝났다. 이렇게 두 아이와 하루하루 전쟁하듯 살아내고, 육퇴 후 늦게 퇴근하는 남편과 술 한잔하며 이런저런 이야기를 나누는 게 하루의 피로를 푸는 단 하나의 숨구멍이었다.

그런데 아들이 낫고는 목표가 없어졌다. 결승선을 향해 무조건 달리기만 할 때는 힘은 들었지만 다른 고민이 없었다. 벨리댄스 일을 할 때도 항상 다음 공연, 다음 대회 등의 목표가 있었고 그것들을 하나하나 이루며 살았는데, 20년 만에 목표가 사라져버린 것이다.

이런 일이 처음이었다. 집에서 놀고 있으라고 하는 남편의 말대로 아무런 목표 없이 막 살아 보면 어떨까? 남편의 일이 더 바빠졌고 나도 아이들과 함께 패턴을 맞추다 보니 일찍 자고 일찍 일어나게 되어 늦은 시간 야식 타임을 할 수 없게 되었다. 숨 쉴 곳도 없어졌다.

집안일은 매일매일 끝도 없는 같은 일의 반복이다. 또 성과도 인정도 없는 의무와 책임만 있는 일이다. 아이를 위해 내가 선택한 전업주부로서의 삶이었고, 아이가 나았으니 잘된 일인데, 나는 행복하지가 않았다. 곰곰이 생각해 보니 나는 전업주부가 어울리지 않는 사람이었다. 다른 동료들은 나만 빼고 전부 성장하고 있는 것 같은데, 나는 여기서 뭐 하고 있는 건가. 바보 같았다. 아이를 케어하겠다고 모든 사회생활 다 접고 친구도 안 만나고 아이들과 집에만 있었다. 이사를 왔기 때문에 이젠 친정 부모님도 멀리 계셨다.

몇 년 전 개봉한 영화 〈82년생 김지영〉을 다시 보며, 내가 워킹맘이었고 친정 엄마가 아이들을 키워주셨기에 내가 겪을 일을 대신 해 주셔서 나는 가볍게 지나갔다는 것을 깨달았다. 엄마에게 죄송하고 정말 감사하다는 생각을 했다.

그런 상황에서 나 자신의 모습을 자각하는 계기가 있었다. 아이들이 신나서 놀고 있었고 그 모습을 내가 영혼 없이 바라보고 있었나 보다. 이런 내 모습을 아들이 찍은 핸드폰 영상에서 발견한 것. 예전의 밝고 활기차던 나는 온데간데없었다. 우울증인 것 같았다. 심지어 산후우울증보다 더 심했다. 겉으로 보기엔 아무런 문제가 없는 것이 더 문제였다.

원하던 집, 건강해진 아들, 열심히 일하는 남편, 누군가는 배부른 소리라고 할지도 모르겠다. 하지만, 나는 정말 한 톨도 행복하지 않았다. 성장이 멈춘 삶, 목표가 없는 삶은 내가 원하는 삶이 아니었다.

'혼술'이란 걸 처음 해 봤다. 근처에 나가서 먹을 곳도 없고, 밤에 혼자 나갈 수도 없고, 그날그날 먹을 것만 사다 놓다 보니 집에 재료도 없어서 야식으로 먹을 것이 없었다. 이사 오고 배달 앱을 처음 깔아봤다. 이야기할 사람도 없었다. 있더라도 먼 거리에 있었고, 내가 나갈 수 없으니 만나기 힘들었다. 그렇게 혼술을 하며 의미 없는 하루하루를 살았다. 혼술의 안주는 매운 마라샹궈.

40살 전까지 나의 소울푸드는 떡볶이였다. 초등학생 시절 컵떡볶이부터 시작해서 고등학생이 되어서는 학교 앞 분식집에 주 6일 출근할 정도로 떡볶이 마니아였다. 대학 때도 전국 떡볶이 맛집을 찾아다녔고, 연애 때도 떡볶이를 자주 먹었다. 그래서 배달 앱으로 떡볶이를 시켜봤는데, 직접 가서 바로 먹는 것과는 맛이 많이 달랐다. 그래서 내가 원하는 것만 골라 넣을 수 있는 마라샹궈를 시켜봤는데, 야채도 많이 넣을 수 있고 좋았다. 밤에 아이들이 잘 때 시켜 먹고 아이들이 학교 갔을 때도 시켜 먹고, 남으면 따로 면 넣어서 또 먹고, 직접 가서도 사 먹고, 일주일에 5번은 먹은 것 같다. 이제 나의 소울푸드는 떡볶이에서 마라샹궈가 되었다. 그때 나의 숨구멍은 혼술과 마라샹궈였다.

아들의 이른 사춘기,
성장이라고 생각해

　사춘기! 사춘기! 아들에게 중2병이 이르게 초등학교 6학년 때 와버렸다. 어릴 때부터 아들은 또래보다 항상 키도 크고 성숙했다. 남자아이지만 말도 여자아이보다 빨리했다. 4학년 때 아프면서 식단을 하느라 많이 싸웠지만, 사춘기가 되어보니 그때는 아무것도 아니었다. 사춘기는 보통 중2병이라고 하니 아무리 빨라도 중1 때쯤 오겠지 했는데, 생각지도 못하게 갑작스럽게 중2병이 와버렸다!

　아들은 초등학교 5학년 때까지 핸드폰이 없었다. 빠른 친구들은 1학년 때부터 핸드폰을 가지고 있었는데 아들도 큰 불만은 없었다. 그러다 과제를 해야 하는데 반에서 아들만 핸드폰이 없다고 담임 선생님께서도 이야기하셔서 어쩔 수 없이 5학년 말에 핸드폰을 사 주었다. 그렇다고 그전에 핸드폰을 아예 사용하지 않은 것은 아니고 내 핸드폰을 시간을 정해놓고 사용했다. 그때는 정해진 시간 핸드폰을 사용한 이후엔 책도 읽고, 자동차 만들기도 하고, 동생이랑 같이 나가서 놀기도 했다.

핸드폰이 생기면서 우리 일상은 모든 것이 달라졌다. 하루하루 조용히 지나가는 날이 없었다. 아들은 핸드폰에 빠지면서 책은 아예 보지도 않았다. 그동안 학습적인 사교육은 안 시키겠다며, 건강이 우선이라고 수영, 클라이밍, 인라인 같은 운동이나 좋아하는 미술학원만 보냈다. 공부를 시키진 않았지만 그나마 집에서 자기 전에 책이라도 읽으니 그 정도면 충분하다고 생각했다. 저녁 9시부터는 책을 읽다 자는 게 우리 일상이었다. 워킹맘이었어도 엄마표 영어를 한다고 어릴 때부터 영어 원서를 읽어주고 같이 활동도 했는데, 핸드폰을 사 준 이후로는 책 읽기도 영어도 아무것도 안 했다.

엎친 데 덮친 격으로 아들은 인스타그램을 시작하더니 새로 알게 된 형들과 자전거를 같이 타러 간단다. 자전거는 원래 취미로 BMX(묘기 자전거)를 했고 동생이랑 같이 타는 정도였었다. 또한 핸드폰을 사 주면서 했던 첫 약속이 '모르는 사람 만나지 말라.'는 것이었는데 그 말이 우습다는 듯 바로 어겼다. 아들이 형들을 만나러 가던 첫날은 나도 남편도 친정 부모님까지도 혹시나 무슨 일이 생길까 모두 비상이었다.

그동안은 동네 정도는 혼자 다녔지만 지하철을 타고 멀리 가는 일은 없었기에, 친정 엄마는 혹시 나쁜 형들과 만나는 건 아닐까 걱정되어 그 추운 날 몰래 아들을 따라가서 2시간이나 지켜보다가 오셨다. 다행히 나쁜 형들은 아닌 것 같다며 안도하며 들어오셨지만, 그 이후로도 지금까지 아들은 주말마다 나간다. 그러면서 주말이면 아빠와 함께하던 일상에서도 아들은 빠지게 되었다.

지금은 형들이랑 서울 경기를 누비고 돌아다니며 자전거를 탄다. 인친(인스타그램 친구)이 모두 자기 친구이고, 아는 사람들이 몇백 명이란다. 이젠 아들이 주말에 집에 있으면 어색할 정도다. 지금은 적응을 했지만 처음에는 갑작스러운 아들의 변화를 받아들이기 힘들었다. 불과 엊그제 같이 느껴지는 5학년 때까지만 해도 아들은 가족과 항상 일상을 함께했는데 빈자리가 컸다. 둘째랑 둘이 놀러 나가서도 허전한 마음이 많았다. 어색했다. 아들과 딸이 모두 함께 있을 땐 싸워서 힘들긴 했지만, 막상 아들이 없으니 말로 표현이 안 되는 공허함이 느껴졌다.

주로 형들이랑 놀기에 또래의 학교 친구들과 노는 건 시시하단다. 이제 친구들이 술래잡기하는 것이 유치해 보인단다. 제일 친한 형은 중3인데 중학생들과 대화가 더 잘되는 것 같다고 했다. 6학년 말부턴 친구들과도 학교에서만 놀고, 따로 만나 놀진 않는다. 다행히 함께 지내는 형들이 착한 것 같다. BMX 자전거 타는 크루에서 자기가 가장 막내이고 20살 대학생 형들도 같이 탄다. 형들이 막내라고 예뻐해 주는 게 좋은 것 같기도

그렇게 건강한 엄마가 되었습니다

하고, 한번 꽂히면 깊이 파는 스타일이라 매일 혼자 한두 시간씩 나가서 연습하니 실력도 빨리 늘어 형들을 한 명씩 앞지른다. 형들은 학원도 다니고 공부하느라 바쁜데 아들은 학교 갔다 오면 핸드폰으로 자전거 타는 영상을 보다가 나가서 직접 타는 것이 하루 일과였다.

내 힘으로 안 될 때는 화가 나서 남편에게 전화를 했다. 내 아들이 맞나 싶을 정도로 반항이 심했다. 그런 아들에게 남편도 화를 냈다. 분을 이기지 못해 눈이 뒤집힌 두 남자 사이에서 나는 너무 무서웠다. 아들의 건강이 좋아지고 목표를 잃으면서 생겼던 우울증이 이제야 조금 나아졌는데, 이번엔 아들에게 사춘기가 와버렸다니.

사춘기가 온 아들은 엄마, 아빠는 물론이고 할머니, 할아버지에게까지도 안하무인이었다. 아들이 학교 갔다 오는 게 무섭기도 하고, 오늘은 또 어떤 걸로 터질까 조마조마할 정도였다. 하루하루가 전쟁 같았다. 왜 그러냐고 화도 내보고 싸워도 보고 달래도 보고 매일 눈물 바람이었다. 아들을 이해해 보고 싶어서 유튜브 영상을 찾아보아도, 대부분 초점은 학원 많이 다니고 공부를 많이 시켜서 힘들어하는 거라며 해법이 그쪽에 맞춰져 있었다. 나와 아들에게 해당되는 것이 아무것도 없었다.

그러다 한번은 남편과 아들이 심하게 싸워서 거의 한 달 가까이 말도 안 하고 지냈는데 정말 미칠 것 같았다. 도저히 혼자 힘으로는 안 될 것 같아서 집단 상담을 받으러 갔었다. 다행히 상담을 잘 받았고 사춘기 남자아이에 관한 책도 읽고 김창옥 교수님 유튜브를 보면서 내 마음을 잡았다. 그제야 조금씩 숨이 쉬어졌다.

아들은 어릴 때 내가 알던 그 아이가 아니었다. 핸드폰 사진 속에 천진하게 웃고 춤추던 그 아들은 이제 없었다. 나보다 키도 크고, 변성기 목소리에, 외모에 신경을 많이 쓰는 멋진 청년이 있을 뿐이었다.

힘들 때마다 울면서 생각했던 것은 초심으로 돌아가자는 것이었다. 아들이 건강해져서 얼마나 다행인지. 아플 때를 생각하면 건강해져서 묘기 자전거도 타고, 하고 싶은 것을 할 수 있다는 것만으로도 감사한 일이다. 내가 욕심부리면 안 되겠다 싶었다. 아직도 아들의 사춘기는 진행 중이지만, 이제는 나도 가족들도 달라진 아들의 모습에 조금은 익숙해졌다. 아들도 많이 잠잠해지기도 했고 우리도 많이 내려놓았다.

요린이 엄마의 실패한 요리를 가장 많이 먹었던 아들은 5학년 때부터 직접 김치볶음밥을 만들기도 했었다. 먹어보면 사실 내가 한 것보다 맛있다. 기름지고, 간도 세다. 아빠가 하는 요리를 어깨너머로 배운 듯하다. 이제 아들은, 내가 힘들 때 볶음밥을 해달라고 어리광을 부려도 받아 주는 청년이 되어가고 있다.

남들보다 일찍 사춘기가 왔으니 남들보다 일찍 철이 들기를 기도할 수밖에. 미안하지만 엄마가 철이 없으니, 아들이 빨리 철들지 않을까 생각해 보기도 한다.

빨래에서 해방,
살림의 신세계를 경험하다

워킹맘으로 일을 하면서는 주로 친정 엄마께서 살림을 맡아서 해주셨기에 빨래를 제대로 해 본 것도 전업주부가 된 후였다. 이사 온 집에 마당이 있어서 아침에 아이들 등교 후 마당에 빨래를 널었다. 날이 좋을 때는 수건이나 얇은 옷은 한 시간이면 마르기도 했다. 속옷, 겉옷, 색깔 옷을 하나하나 분류해서 세탁기에 넣어서 빨고, 널고, 마르면 걷어서 정리하고 다시 옷장에 넣는 것까지가 빨래하기라고 치면 정말 손이 많이 간다.

전업주부 1년 차에는 매일 빨래, 청소, 집밥, 바깥 놀이를 열정 넘치게 하던 시절이라 힘든 줄도 모르고 해서 큰 문제가 없었다. 하지만 2년 차, 우울증이 오면서 취미도 조금씩 시작하고 살림에 구멍이 나기 시작했다. 3년 차, 사춘기가 온 아들과 매일매일 힘든 날을 보내면서 살림이고 뭐고 아무것도 하기 싫었다. 한 번 구멍이 나기 시작하니 점점 구멍이 커졌다.

그렇게 건강한 엄마가 되었습니다

3년 차 여름, 비가 많이 오던 장마철이었다. 빨아 놓은 옷들을 실내에서 말리다 보니 냄새가 났다. 그러던 어느 날, 출근한 남편에게 전화가 왔다. "회사에서 자꾸 안 좋은 냄새가 난다는데 아무래도 내 옷에서 나는 것 같아. 섬유유연제 좀 많이 넣고 빨아보면 어떨까." 사실 나는 세제도 섬유유연제도 조금씩만 사용하는 편이다. 가끔 남편이 빨래하는 것을 보면 거의 세제 통에 세제를 꽉꽉 채워 넣었다.

　내 생각에는 옷이 많이 더러워서 빠는 것도 아니고, 한 번 입고 내놓는데 세제든 섬유유연제든 많이 쓰고 싶지 않았다. 그래도 사회생활 하는 남편에게 신경 쓰게 하고 싶지 않아서 전화를 받고는 섬유유연제를 좀 더 넣었다.

　그러던 어느 날, 남편에게 또 전화가 왔다. "자꾸 누군가에게 사춘기 남자애들 냄새가 난다는데, 여기저기 다들 맡아보더니 내 옷에서 난다고 하는 거야. 나도 맡아보니 나더라고. 바로 나가서 옷 사 입었어. 창피해 죽을 뻔했어…."

　전화를 받는 나도 부끄럽고 미안했다. 살림이 힘들다는 것도 느꼈다. 하필 1박 2일 여행을 다녀오고 난 후라 집 환기도 못 시킨 상태에서 이틀 동안 거실에 널려 있었던 빨래였다. 그걸 남편이 그냥 입고 나간 것이었다.

이사하면서 살림이 처음인 딸이 걱정되었는지 친정 엄마는 건조기를 사라고 하셨었다. 전업주부로서 잘해 보겠다고 열정 넘치던 나는 마당에 빨래를 널면 된다고, 햇빛으로 건조하는 것은 하고 싶어도 못하는 거라고 말했다. 내가 좀 더 부지런히 하면 된다고 3년째 건조기를 안 샀었다. 하지만 남편에게 빨래와 관련한 전화를 연거푸 받고는, 더 이상 건조기 사는 것을 미룰 수 없었다.

건조기를 집에 들인 후, 나에게는 신세계가 펼쳐졌다. 왜 건조기가 신혼부부들 필수템 중 하나인지 알 것 같았다. 주위에서 이야기한 대로 수건 빨래는 너무너무 간단해서 이렇게 쉬운 길이 있었는데 괜히 그동안 고생했구나 하는 생각이 들었다. 용량도 대용량으로 사서 이불빨래도 쉬웠다. 이제 매일 빨래를 하지 않고 월, 수, 금으로 나눠서 월요일은 수건과 속옷, 수요일은 흰옷, 금요일은 색깔 옷을 빤다. 혹시 밀린 날은 하루에 두 번 돌려도 건조기가 있으니 문제없었다.

건조기가 없었을 때는 햇살이 좋은 날이면 '오늘은 이불 빨래해야지.' 하고 마음먹었다가도 널고 걷고 하는 과정이 힘들어 결국은 한 달에 한 번 할까 말까 했었다. 이제는 그런 걱정 없이 건조기를 믿고 자주 할 수 있게 되었다. 일주일에 세 번 옷과 이불을 빨아도 빨래를 널고 걷고 하는 과정이 없어지니 정말 쉽다. 딸과 아들에게도 한번 알려주니 할 수 있을 정도였다. 이젠 급하면 아이들에게 이야기해도 세탁과 건조가 해결된다!

그렇게 건강한 엄마가 되었습니다

그동안 살림은 혼자만의 일이었다. 이제는 가족들과 함께할 수 있는 일이 되었다. 드디어 빨래하기에서 해방된 느낌이었다. 전기요금이 조금 더 나오고 보풀이 조금 빨리 생기고 목이 조금 빨리 늘어나는 것 같지만 나의 노동을 줄여주는 것에 비하면 아무것도 아니다. 세탁 후 다림질이라는 관문이 아직 남았지만, 이것만으로도 나에겐 신세계다. 완전 짱! 최고! 건조기 만만세!!!

내 삶은 내가 챙기는 거야

결혼 후 첫째가 태어나고 초등학교 들어갈 때쯤, 남편과 우리 집 가훈을 무엇으로 할지에 대해 이야기했었다. 그때 남편은 "웃으면 끝!"이라고 농담처럼 말했었다. 실제로 신혼 초, 남편과 싸웠는데 서로 얼굴을 보다가 웃음이 터져서 싸움이 끝난 적이 있었다. 그때부터 남편은 "웃으면 끝이다!"라고 말하는 걸 즐겼다. 하지만 우리 부부끼리는 그렇게 해도 상관없지만 아이가 학교에서 우리 집 가훈은 "웃으면 끝"이라고 말할 수는 없었다.

우리 가족의 특징을 나타낼 수 있는 다른 교훈은 없을까 고민하다 가장 무난한 '가화만사성'으로 하기로 했다. 그때부터 우리 집 가훈은 가화만사성이 되었다. 나는 항상 집이 편하지 않으면 아무것도 하지 못한다는 생각을 가지고 있었다. 다른 사람은 집과 상관없이 일할 수 있을지 모르지만, 멘탈이 약한 나는 집이 편하지 않으면 아무것도 손에 잡히지 않았다. 남편과의 관계도 아이들과의 관계도 편해야 했다. 물론 부모님들과의 관계도 당연하다.

　누구보다 왕성하게 활동했던 워킹맘에서 전업맘이 된 것은 아들의 치유를 위해 내가 원해서 선택한 일이다. 그런데 아들이 낫고 나니 나의 역할이 없어진 것 같아 혼란스러웠다. 아이의 건강을 회복시키려고 식단과 맨발 걷기를 시킬 때는 나 홀로 고통을 감내하는 것 같아 힘들었고, 막상 아들이 나았을 때는 목표를 잃어버리고 집안일만 하는 바보가 된 것 같아 힘들었다. 다들 저 멀리 달려가는데 나만 세상과 단절되어 뒤처지는 것 같았다. 그래서 두려웠고 괜히 서러웠다.

　육아를 하며 하루 종일 나누는 대화라고는 아이들과의 대화밖에 없었기에 밤이 되면 남편과 이야기라도 하고 싶었다. 하지만 때마침 남편은 일이 더 바빠져서 함께하는 시간이 줄었다. 세상 돌아가는 이야기를 어른 누구와라도 하고 싶었는데 그러지 못하니 답답했고, 당연히 행복하지 않았다. 내 마음이 힘들다 보니 아이들에게도 작은 일에 짜증이 나곤 했다. 남편에게도 서운하고 화가 났다.

　돌아보니 모든 불만을 남편에게 풀었던 것 같아서 지금 생각해 보면 참 미안하다. 한동안 혼술과 마라샹궈로 달래며 시간만 보내다 우연히 인스타에서 가수 '선'의 글을 보게 되었다. 선은 가정을 책임지고 아이들을 키우는 아내 정혜영에게, 일주일에 하루만큼은 아내도 엄마도 아닌 여자가 되게 해준다는 이야기였다. 당시 정말 마음에 와닿아서 남편도 읽어보라고 링크를 보냈는데 확인도 안 했다고 한다. 그럼 그렇지. '나도 정혜영이 아니니 선 같은 남편을 바라지 말자.' 생각하고 내 삶은 내가 챙기기로 결심했다.

그렇게 건강한 엄마가 되었습니다

한 달에 한 번,
나를 위한 시간

일주일에 하루는 너무 많고 한 달에 딱 하루! 나를 위한 시간을 보내자! 남편이 쉬는 날이면 남편에게 부탁하든, 부모님께 부탁하든, 돌봄을 신청하든 한 달에 하루는 나를 위한 시간을 갖자.

한 달에 하루 온전히 내 시간을 보내겠다는 생각으로 만나고 싶었던 친구들을 만나서 맛있는 음식을 먹으며 이야기를 나누었다. 친구들과 일정을 맞추기 어려울 때도 상관없었다. 혼자서 가고 싶었던 음식점을 찾아가서 혼밥을 하거나 아니면 혼자 영화를 보았다.

가족도 중요하지만 엄마들에게는 가족 없이, 아이 없이 혼자 있는 시간도 너무 소중하다. 정말 도저히 나를 위한 시간을 낼 수 없다면 아이들이 학교 갔다 돌아오기 전에 잠깐이라도 집 밖으로 나서기를 권한다. 집이 아닌 밖에서 나를 위한 시간을 보내는 것은 정말 중요하다.

이달부터는 한 달에 하루 봉사활동을 시작했다. 일할 때는 재능 나눔으로 공연이나 교육 봉사를 많이 했었는데, 전업맘이 되고는 일 년에 한 번 연탄 봉사 말고는 못 했다. 내가 나눌 수 있는 것으로 다른 사람을 돕는 것은 타인에게도 좋은 일이지만 나에게도 긍정적인 에너지를 준다. 그래서 나는 깊은 고민을 하지 않고 나의 버킷리스트에 봉사활동을 넣었다.

혼밥, 영화나 뮤지컬 감상, 연극 관람, 친구 만나기, 취미 생활, 봉사 활동 등 무엇이든 좋다. 오롯이 혼자만의 시간을 꼭 가져 보자. 그러면 그 하루를 위해 다른 날들을 더 열심히 살게 되고, 그 하루를 지낸 힘으로 또 다른 날들을 열심히 살 수 있게 된다. 엄마로서 지치지 않도록 자신을 돌보는 시간은 반드시 필요하다.

육아서에서 흔히 볼 수 있는 "엄마가 행복해야 아이가 행복하다."라는 말을 나는 이렇게 바꾸고 싶다. 아이뿐만 아니라 다른 가족 구성원인 남편의 행복도 중요하기에 "엄마가 행복해야 가족이 행복하다."라고 하고 싶다. 어린아이를 키우든, 사춘기 아이를 키우든 간에 모든 엄마에게는 자신의 행복을 찾는 것이 먼저이고 우선이라는 것을 깨달았다.

그렇게 건강한 엄마가 되었습니다

인생 취미 찾고
행복한 엄마 되어 보기

대학생 때 취미로 시작한 벨리댄스는 열심히 하다 보니 특기가 되었고 직업으로 연결되었다. 나아가 내 삶이 되었다. 이처럼 나의 20대, 30대는 벨리댄스가 전부였다. 벨리댄스가 나고, 내가 벨리댄스라고 해도 과언이 아니었다. 아이들이 태어나고는 벨리댄스 학원으로 출근했고, 학원을 마치고는 집으로 육아 출근을 했다. 마치 고3 수험생처럼 학원-집-학원-집을 반복하는 생활이었다. 당연하게 다른 취미를 생각해 본 적도 없다.

지금이야 독서의 매력에 푹 빠지게 되었지만 바쁘게 학원을 운영할 때에는 일 년에 책을 한 권도 읽지 않았다. 독서도 물론이고 딱히 취미라는 게 없었다. 첫아이를 임신했을 때는 다른 운동을 해 보고 싶어서 임산부 요가, 임산부 발레, 부부 요가 같은 것들을 해 본 적은 있었다. 그때는 몸을 쓰는 것에 제한이 있는 임산부였으니 정적인 요가, 발레를 할 수밖에 없었지만 사실 나는 조금 더 활동적인 운동을 좋아한다는 것을 느꼈다.

그러다 플라잉 요가라는 걸 알게 되었다. 명상과도 같이 느껴지는 일반 요가와는 달리 플라잉 요가는 활동적인 것 같아서 꼭 해 보고 싶었다. 당시에는 플라잉 요가가 많이 알려지지 않아 강남에 가야만 배울 수 있었다. 학원을 운영하며 강남까지 다니기에는 시간이 맞지 않아 내가 운영하던 학원에 플라잉 요가 선생님을 모셔서 수업을 만들었다. 플라잉 요가는 벨리댄스 말고 유일하게 했던 나의 취미였다.

반면 남편은 조용히 할 수 있는 낚시를 좋아했다. 신혼 시절 몇 번 함께 가기도 했다. 사실 그때는 낚시의 재미는 몰랐지만 함께 뭔가를 한다는 게 좋아 수업 끝나고 즉흥적으로 밤낚시를 가기도 했다. 물론 둘만 있으니 가능한 일이었다. 아이가 생기면서부터는 불가능했고 아이들이 조금 크고 나서 같이 갔을 때는 남편과 단둘이 갔던 낚시와는 완전히 달랐다. 아이들은 가며 오며 휴게소 들르는 재미와 낚시터에서 먹는 것에만 관심이 있었다. 아이들을 먹이고 돌보느라 낚시는 남편 혼자 하게 되었다. 상황이 이렇다 보니 당연히 낚시 가는 횟수는 줄었다. 나중엔 남편에게 도저히 같이 못 가겠으니 혼자 다녀오라고 했다.

나는 늘 남편과 함께하는 취미를 갖고 싶었다. 남편의 취미는 낚시, 내 취미는 운동 같은 신체활동이라 접점이 없어 보였다. 가끔 아이들을 재워

두고 심야 영화를 보는 정도는 함께할 수 있었다. 이것도 친정과 우리 집이 위아래로 붙어 있을 때나 가능했다. 이사를 하고 전업맘이 되고는 아이들만 두고 심야 영화를 보러 갈 수도 없게 되었다.

그렇게 전업맘 2년 차 우울증에 몸서리치고 있던 나에게 인생 취미가 생겨버렸다. 바로 골프! 몇 년 전부터 주변에서 같이 쳐 보자는 권유를 받았었지만, 시간을 많이 투자해야 하는 운동이었기에 한창 바쁜 워킹맘으로서는 생각도 하지 않았었다. 그러다 남편이 먼저 골프를 시작했고, 남편이 재미있다며 같이 치면 어떨지 권했다. 당시에는 삶의 목표가 없고 재미있는 일도 없었기에 흔쾌히 수락했다.

막상 골프를 시작하고 나니 삶에 활력이 생기기 시작했다. 우선 매일매일 해야 할 일이 생겼다는 것, 조금씩 성장하는 것, 목표를 설정해서 몰입할 수 있다는 것이 좋았다. 또 남편과 함께할 수 있는 취미를 갖고 싶었는데 함께 칠 수 있다는 점도 매력적이었다.

평일엔 연습장에서 각자 연습하다 주말이면 같이 스크린골프를 치기도 하고, 날씨가 좋을 때는 필드를 나가기도 한다. 한창 골프의 재미에 빠졌을 때에는 가까운 곳 필드에서 새벽 라운딩을 9홀 하고 집에 와서 아이들을 등교시키기도 했었다. 명절 전날도 시어머님과 가족들과 골프 치고 와서 음식을 준비한 적도 있다. 시어머님도 같이 가니 명절이라도 마음이

편했다.

　골프를 시작하고부터는 모든 일상과 여행이 골프 위주로 변했다. 가끔 스크린 골프장을 갈 때는 아이들과도 같이 가는데 아이들도 골프에 조금씩 관심을 보인다. 아이들이 조금 크면 같이할 수도 있는 인생 취미, 평생 취미가 드디어 나에게도 생긴 것 같아 기쁘다.

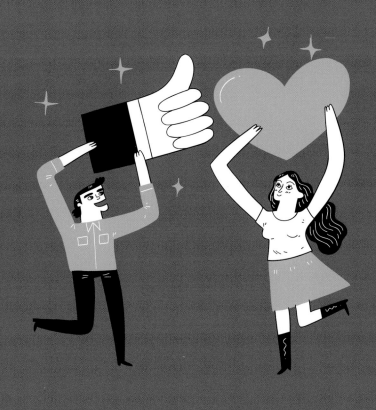

PART 4

성장하는 엄마

나에게 맞는 성장을 꿈꾸자

'넷플릭스 100편 보기'에 도전하다 얻은 깨달음

　　우리 집에는 TV가 없다. 아이 어렸을 때는 책 육아를 한다고 TV를 없애고 매달 책을 사들여서 "집이 도서관이냐."는 소리를 들었었다. 나도 일하느라 집에서 TV 볼 시간이 없었다. 일이 끝나고 집으로 육아 출근을 하면 아이들 씻기고 책을 읽어주다 같이 잠들고, 주말이면 무조건 밖으로 나갔다. 남편은 이사하면서 TV를 살 수 있지 않을까 은근히 기대하는 것 같았으나, 빔 프로젝터를 사서 집에서 크게 영화를 보면 좋지 않겠냐고 설득해서 여전히 TV는 없다.

　　남편이 놀고 있으라고 이야기해서 정말 놀아보기로 결심했을 때, 우울증에 하루하루 불행하던 때였다. 남편에게 "내가 우울한 건 목표가 없어서 그런가? 인생이 재미가 없어. 미션 같은 거 줘 볼래. 나랑 살 빼기 내기할까?" 했더니 남편이 나에게 준 미션은 바로 '넷플릭스 100편' 보기였다.

그전까지 나는 넷플릭스라는 걸 몰랐다. 주위에서 넷플릭스 이야기를 할 때 그게 무엇인지 물어보기는 했지만 잘 몰랐다. 넷플릭스라는 걸 처음 알고 나서는 아이들 등교 후나 아이들이 밤에 잠든 후에 늘 핸드폰으로 보게 되었다. 그동안 보고 싶었던 드라마, 인기 드라마 같은 것들을 틈만 나면 켜서 봤다. 그렇게 한동안 아무 생각 없이 봤는데 100편 채우는 것은 어려웠다.

그렇게 아무 생각 없이 넷플릭스를 보고 있던 어느 날, 100편을 보겠다고 시간만 보내고 있구나, 이 소중한 시간을 버리고 있구나 하는 생각에 넷플릭스 보기는 그만두었다. 그리고 생각을 했다. '그동안은 목표를 세우고 달성하기 위해 노력하며 성장하면서 큰 기쁨을 느꼈구나.' 물론 넷플릭스에도 아주 잘 만들어지고 도움이 되는 다큐멘터리가 있었다. 좋은 프로그램은 주변에 꼭 보라고 추천도 해주었다. 이렇게 필요해서 보는 거라면 상관없지만 시간 때우기용으로 보는 것은 나와 맞지 않았다. 넷플릭스도 어느 정도 보니 재미가 없었다.

지금도 아이들 없을 때 가끔 넷플릭스를 보기는 하지만 그때처럼 정신없이 보지는 않는다. 식사를 준비하거나 설거지할 때에는 평소 궁금했던 내용이나 보고 싶었던 강의 영상을 듣는다. 어차피 흘러가는 시간이기 때문에 그 시간에 강의를 들으면 시간을 알차게 쓸 수 있다.

가끔 시간이 없어서 책을 못 읽는다거나 운동을 못 한다는 이야기를 들으면 나는 진지하게 묻고 싶다. 정말 시간이 없는 건지? 정말 1시간도 나를 위해 쓸 시간이 없는 건지? 이것저것 다 해 본 결과 '시간이 없다는 건 마음이 없다.'라고 느껴졌다. 독서나 운동을 할 마음이 없는 것이다.

그래도 정 시간이 없다면 하루 24시간 내가 무엇을 하고 사는지를 1시간 단위로 적어보는 것을 추천한다. 눈을 떠서부터 자기 전까지 구체적으로 적어 보면 알 수 있다. 그러면 생각보다 얼마나 많은 시간을 허비하는지 알게 되어 깜짝 놀랄 것이다. 하루 24시간의 일과를 적고 나면 나를 위해 쓸 수 있는 시간이 보인다. 아이들 없는 시간에 내가 뭘 하는지, 아이들 잘 때 같이 안 자고 넷플릭스나 유튜브 보고 늦게 자는 건 아닌지. 그래서 다음 날 피곤하게 하루를 시작하고 시간을 낭비하고 있는 건 아닌지.

지금의 삶보다 조금이라도 성장하고 싶다면, 하루 중에 나를 위한 시간을 만들어 보자. 그 하루의 시간이 모여, 한 달이 되고, 일 년이 된다. 일 년 뒤에도 지금과 같을지 성장했을지는 지금 내가 하고 있는 일들이 결정한다. 건강도 인생도 방향이다. 우리가 가고 싶은 방향으로 움직여보자.

건강맘 추천 넷플릭스 영상

1. 몸을 죽이는 자본의 밥상(What the Health)
2. 더 게임 체인저스(The Game Changers)
3. 카우스피라시(Cowspiracy: The Sustainability Secret)

더 좋은 영상들도 많지만 위의 세 가지는 꼭 시청해보기를 권한다. 이 영상들을 보며, 어릴 때부터 당연하다고 생각하며 살았던 것들이 실제로는 누군가 만들어 놓은 것일 수도 있다는 생각을 하게 되었다. 또한 건강도서에서 읽었던 것들을 영상으로 한 번 더 확인하게 되면서 아이들과 내가 어떤 것을 먹어야 할지 확신을 가지게 되었다. 이렇게 진실을 알고 나니 다시 예전으로 돌아가기는 쉽지 않았다.

인생을 바꾼 책 읽기

지난 38년 동안 교과서 말고는 읽은 책이 거의 없었다. 수능 때도 영어, 수학은 지금의 기준으로 보면 1등급이었지만, 언어 영역이 어려웠다. 책을 읽은 적이 없다 보니 언어 영역의 지문을 읽을 시간도 항상 부족했다. 다른 나라 언어도 아니고 한글인데 읽어도 이해가 쉽지 않았다. 답답한 마음에 고3 시절 속독학원을 가 보기도 했지만 크게 효과를 보지는 못했다. 지금 내가 책을 읽는 것처럼 그때도 읽었다면 대학이 달라지고, 인생이 달라졌을까 하고 종종 생각해 본다.

그러다 첫아이를 임신했을 때 아이를 잘 키워 보고 싶어 책을 읽기 시작했다. 아이를 어떻게 키워야 하는지 정보를 얻기 위한 유일한 방법은 책이었다. 그렇게 임신했을 때부터 아이를 낳아 키우면서 육아서까지, 나를 위해서라면 못 했을 책 읽기를 아이를 위해서는 하게 되었다. 아이를 키우는 것에 도움을 받고 싶어 읽기 시작했기에 책에 재미를 느끼진 못했다. 엄마는 참 대단하다.

38살, 워커홀릭으로 살아 온 워킹맘에게 번아웃이 찾아왔다. 친정 엄마가 육아를 도와주시기는 했지만 1년 365일 쉼 없이 달려오다 보니 내 안에 에너지가 거의 남아 있지 않게 되었다. 한 쪽 문이 닫히면 다른 쪽 문이 열린다고 했던가. 이때의 번아웃은 나에게 책 읽기라는 새로운 세상을 열어주었다.

처음 접한 책은 론다 번의 『시크릿』. 어려운 책이었다면 중간에 포기했을 수도 있는데 다행히 책은 가볍고 쉬웠다. 그렇게 관련된 모든 책을 읽었고, 큰 감동을 받아 가족과 친척, 친구 등 지인들에게 선물했다. 내가 책을 선물하다니!

책 덕분에 나를 아끼고 사랑하는 사람들이 내 곁에 있다는 걸 깨달았다. 이 사람들을 위해서라도 내가 힘을 내야겠다는 생각이 들었다. 그래, 다시 학원을 일으켜보자! 처음 번아웃이 왔을 때는 아무것도 하고 싶지 않아 학원을 선생님들에게 맡기고 아예 가지 않았었다. 주인이 없으니 이상하게 여긴 수강생들이 흔들리기 시작했고, 그런 학원이 잘될 리 없었다. 어려운 상황이었다.

론다 번의 『시크릿』은 나에게 다시 일어설 힘을 주었다. 자연스럽게 이런 생각이 들었다. 가만히 앉아서 감사만 해서는 인생이 달라지지 않는데 '어떻게 하면 성공할 수 있을까?'라는 생각이다. 그리고 학원 운영에 실질적으로 필요한 것들이 무엇이 있는지 자기 계발, 사업, 성공 관련 책들을 읽어 댔다. 더 큰 사업을 위해 공부하고, 일하고, 배우며 정신없이 3년을 보냈다. 책과 함께 내 인생이 한층 성장하는 순간이었다.

아들이 아파 모든 것을 내려놓고 전업주부가 되었을 때도 역시 답은 책에 있었다. 대학 병원, 한의원, 대체의학까지 할 만한 건 다 해 봤다. 그런 후 병원의 스테로이드 치료, 한약 치료 등 내가 모두 포기했으니, 다음의 경로는 내가 선택해야 했다. 오로지 나 혼자 내려야만 하는 결정의 순간들이었다. 그전에는 어떻게 하면 좋을지 다른 사람들과 의견을 나눴다. 그런데 "이게 맞네.", "저게 맞네.", "그렇게 하면 큰일 난다." 하는 제각각의 생각들이 결국 최종 선택을 흐리게 만들었다. 모두 실패했고, 크나큰 좌절의 연속이었다.

'이걸 해줘야 돼? 말아야 돼?', '이걸 먹여야 해? 말아야 해?', '먹인다면 얼마나 먹여야 해?' 수많은 고민들에 대한 답은 책을 읽고 결정했다. 우는 아이 옆에서 눈물을 훔치고 손을 달달 떨며 읽었던 건강 서적들 덕분에 좋은 결정을 내릴 수 있었다. 그 덕에 아들이 건강해졌고, 지금의 나도 있다. 아들 덕분에 만나게 된 건강 책들이 내 인생의 방향을 완전히 바꿨다.

앞이 보이지 않았던 상황에서 믿을 곳 없고 외로웠던 나를 지탱하고 일으켜준 고마운 저자분들. 하비 다이아몬드, 존 맥두걸, 콜드웰 에셀 스틴, 존 로빈스, 헬렌 니어링, 미즈노 남보쿠, 박동창…. 이분들의 책을 읽지 않았다면 지금의 나와 우리 가족은 어떻게 살고 있을지 상상만 해도 끔찍하다.

책을 읽기 전과 후의 간극은 미치도록 컸다. 아들을 살리기 위해, 내가 살기 위해 읽기 시작했을 뿐인데 머릿속에 분별력이 생겨서 어떤 길이 바른 길인지 명확하게 알아차리게 됐다. 그렇게 책의 가공할 만한 위력을 몸으로 느끼게 되었다. 남은 삶을 책으로 하루하루 채워 나간다면 얼마나 삶이 업그레이드될까 느낌이 왔다. 책에서 답을 찾고, 책에서 배운다. 내 인생이 성장하는 두 번째 순간이었다.

나는 전자책보다는 종이책을 선호한다. 중요한 단어, 가슴 떨리는 문장이 등장하고 저자를 닮고 싶은 생각이 들 때마다 밑줄을 친다. 그리고 동그라미, 별표를 하고, 책 여백에 중요한 내용을 요약하기도 하고 내 생각도 적는다. 어떤 책을 읽건 그 책에서 깨달은 것, 배운 것을 하나라도 실천해 보는 걸 목표로 했다. 읽고 나서 끝나버리는 책 읽기는 의미가 없다. 읽고, 깨닫고, 실행하고, 다시 읽고, 도전하고, 성장하는 것을 반복해서 선순환의 고리를 만들어야 한다. 머리로만 아는 것은 내 것이 아니다. 가슴으로 느끼고 행동해야 비로소 내 것이 된다. 무엇이든 실천이 답이다!

예전의 나처럼 책 읽기에 관심이 없거나 혹은 두려움이 있는 분은 일단 서점에 가보기를 권한다. 서점에서 직접 책들을 보고 제목이 끌리는 책, 가볍게 읽을 수 있을 것 같은 책, 표지가 예쁜 책 등 무엇이든 좋으니 한 권을 사보는 것이다. 그리고 책을 펴자! 아무 페이지나! 시작이 어렵지 일단 어디라도 읽다 보면 '어라? 진짜? 이것도 궁금하고, 저것도 놀랍네. 여기도 볼까? 딱 여기까지만 보고 자자.'라고 하게 될 것이다. 또 시간을 내서 큰 결심을 하고 보는 것이 아니라 시간이 생기는 짬짬이 읽는다. 책은 꼭 첫 장부터 볼 필요도 없고, 또 각 잡고 책상 앞에 앉아서 볼 필요도 없다.

우선 심리적 장벽을 낮춰보면 그 뒤로는 신기하게 굴러간다. 처음의 장벽을 허무는 행위는 일단 책을 펼치고, 뒤적거려보고, 목차라도 읽어보는 것이다. 조금이라도 나의 마음이 가고, 흥미가 가고, 호기심이 머무는 부분을 발견하는 것이 중요하다. 거기서부터 '일단 시작'해 보는 것이다.

이렇게 하루하루 내 안의 작은 장벽들을 깨다 보면 어느새 완전히 다른 내가 되어있을 것이다. 독서가 삶에 스며들고 매일의 루틴이 되고 이것이 1년 사이클이 되어 책을 안 읽던 내가 아니라 '매일 책 읽는 나'로 완전히 정체성이 바뀔 것이다. 아이들에게 "책 읽어라." 이야기하기 전에 엄마가 책 읽는 모습을 보여주는 것이 최고의 교육이다. 내 인생만 바뀌는 게 아니라 우리 아이들의 인생도 바뀐다. 일석이조. 안 읽을 이유가 없다.

건강맘 인생을 바꾼 추천 도서 7권

1. 시크릿 론다 번, 살림Biz.

- 책 읽기의 재미를 알게 해준 첫 책. 첫 책이 시크릿이었음에 감사한다.

2. 절제의 성공학 미즈노 남보쿠, 바람.

- 밥 먹을 때마다 생각나는 책. 정신을 번쩍 들게 했던 책. 3,000억 자산가 김승호 회장님도 추천한 책.

3. 꿈이 있는 아내는 늙지 않는다 김미경, 명진출판.

- 30대 초 이 책을 읽으며 설레었고, 저자의 모든 책을 읽었다. 지금도 나의 롤 모델.

4. 아주 작은 반복의 힘 로버트 마우어, 스몰빅라이프.

- 단순하고 작은 것부터 시작하라는 게 정말 내 스타일이었다. 생각이 많아서 시작도 하기 전에 포기한 게 몇 번인지.

5. 불량육아 김선미, 무한.

- 쉽고 재밌다. 육아서에서는 이분의 책이 제일 내 스타일.

6. 나의 꿈 나의 인생 나폴레온 힐, 국일미디어.

- 나의 꿈을 끝까지 놓치고 싶지 않다면 꼭 읽어야 할 책.

7. 한글로 영어 김종성, 장춘화, 한GLO.

- 내가 평생 갖고 있던 영어의 한을 풀어준 책. 우리 가족 영어는 이 책으로 끝.

나는 루틴으로 산다

나 자신에 대해 찾아가면서, 아무것도 하지 않고 그저 흘러가 버렸던 시간들이 아깝다는 생각이 들었다. 그동안은 남편이랑 싸워서 며칠, 사춘기 아들이랑 싸워서 며칠. 이런 일이 생기면 아무 일도 하지 않은 채로 하루, 이틀을 흘러보냈다. 사실 지나고 보면 큰일도 아닌데 아무 일도 하지 않고 보내버린 수많은 시간이 아까워서 눈물이 났다.

나는 할 일이 있어야 살아 있다는 생각이 든다. 반드시 일을 통해 어떤 성공을 하겠다는 것이 아니라 성장이 멈춘 삶은 견디기 힘들었다. 물론 아이들을 위해, 가족들을 위해 집안일을 하는 것도 의미 있었지만 나는 그것만으로는 만족이 되지 않았다. 마음에 커다란 구멍이 난 것처럼.

하루하루 갈수록 한 것도 없이 나이만 먹어간다는 생각이 계속 들었

그렇게 건강한 엄마가 되었습니다

다. 함께 일을 시작했던 동료들은 이미 저만치 앞서가는 것 같고 각자의 영역에서 성장하고 있는 것처럼 보였다. 나만 집에서 바보가 되어가고 있다는 생각. 진짜 내가 이렇게까지 못난 인간이었나, 그동안 나는 무엇을 한 건지 절망감이 밀려왔다. 흘러보낸 시간이 너무 아까웠다.

이미 지나간 시간은 잡을 수도 없으니 이제 앞으로의 시간을 관리해보기로 결심했다. 한창 일을 할 때처럼 집안일도 다시 해 보자. MBTI 중 J라서 그런지 나는 계획을 세우고 그대로 착착 해 나가는 것을 좋아하고 잘한다. 집안일도 일이고, 전업주부도 직업이다. 청소, 빨래, 집밥, 장보기 등등 아이들 스케줄도 맞춰야 하고 시간을 알차게 쓰려면 시간 관리가 절실했다. 나의 하루 일과를 먼저 분석해서 루틴을 만들어보기로 했다.

나에게는 강인한 정신력과 의지가 없다는 것을 누구보다 잘 알기에 매일매일의 루틴을 실행할 수밖에 없는 강제적인 환경을 만들었다. 하루 루틴, 일주일 루틴, 한 달 루틴, 1년 루틴을 만들어 놓고 하루하루 달성해 나갔다. 매일매일 루틴을 실행할 수밖에 없는 강제적인 환경을 만들어 놓고 할까 말까, 어떻게 할까 생각하지 않고 일단 움직였다.

마음을 강하게 먹고 환경을 세팅해도 정말 '루틴'이라고 불릴 정도로 만드는 것은 쉬운 일은 아니다. 왜냐하면 진짜 하기 싫으니까. 며칠을 해도 꾸준히 매주, 매달, 매년 하루도 빠짐 없이 하는 것은 거의 불가능에 가깝

다. 3일에 한번 포기하더라도 완전 포기는 하지 말자는 생각으로 계속 루
틴을 채워 나갔다. 정말 하기 싫고 아무도 알아주지 않지만 반드시 해야
내 삶이 풍요로워지는 그런 것들로.

그렇게 건강한 엄마가 되었습니다

나를 위한 루틴,
가족을 위한 루틴

나는 하루를 3등분 했다. 나를 위한 시간, 가족을 위한 시간, 수면 시간으로 나눴다. 일어나자마자 바로 양치 후 주방으로 간다. 그리고 온수와 냉수를 1:1로 섞어 만드는 음양탕을 마신다. 음양탕 한 잔에 밤새 쉬었던 몸 구석구석이 다시 활동을 시작하는 것 같다. 거실로 이동해서 명상, 확언, 시각화, 다이어리 정리, 책 읽기 또는 책 쓰기 같은 나를 위한 시간을 갖는다.

아이들 학교 갈 시간이 되면 깨워 놓고, 1층을 청소한다. 주방과 거실에 있는 창문을 활짝 열고 환기를 하고, 청소기를 돌린다. 청소를 하고 한결 상쾌해진 기분으로 아침을 준비하는데, 아이의 건강을 챙기기 시작한 후로는 주로 녹즙, 과일 또는 과일 스무디이다. 그래도 시간이 남는다면 짬짬이 독서를 한다. 한 줄이라도 읽고 머릿속으로 생각한다.

아이들이 등교하고 나면 한 번 더 나를 위한 시간을 가질 수 있다. 이 시간에는 본격적으로 내 성장을 위해 해야 할 일인 책 쓰기, 독서, 유튜브 촬영 편집하기 등을 한다. 그때그때 조금씩 다르지만 나를 위한 시간이라는 면에서는 같다. 아이들을 보내고 아침과 점심도 과일 또는 과일 스무디를 먹는다. 밥을 차리는 것보다 시간을 아끼기도 하고, 속도 편해서 아이들이 없을 땐 주로 이렇게 먹는다. 아무것도 하지 않고 시간을 낭비하던 예전에는 유튜브나 넷플릭스를 보면서 인스턴트로 폭식하며 스트레스를 풀곤 했다.

아이들이 하교할 때가 되면 간식을 준비한다. 이때부터는 나를 위한 시간에서 아이들을 위한 시간으로 전환된다. 둘째 하교 후에는 아이와 학교에서 있었던 일을 이야기하면서 2층을 청소한다. 첫째가 하교 후 아이들에게 간식을 준비해준다. 이것은 느슨한 루틴이다. 왜냐하면 아이들과 함께하는 일상은 내 생각대로 되지 않는 경우가 다반사여서 엄격한 계획을 짰다가는 실행하지 못하는 경우가 더 많다.

여러 번 경험해 보면서 나도 깨닫게 된 것인데 아이들과 함께 있을 때는 꼭 해야 할 일이 아닌 이상 다양한 가능성을 열어두는 것이 좋았다. 아니 이렇게 해야 모두가 살 수 있었다. 아이들 학원 라이딩, 바깥 놀이, 집에서 놀기, 집안일, 세탁, 건조, 장보기, 저녁 준비하기. 하루에 집 안 1곳 정리하기까지. 해야 할 일 목록을 두고 그때그때 상황에 따라 했다. 그리고 집안일은 아이들이 학교 간 사이에 하면 나를 위한 시간이 확보되지 않기도 하고, 아이들에게 살림하는 모습을 보여줘야 한다고 생각했다. 그래서 나중에라도 아이들이 할 수 있었으면 했다. 내가 엄마를 보고 배운 것처럼.

이렇게 하루 루틴을 살다 보면 저녁 6~7시가 된다. 하루가 쏜살같이 흘러간다. 아이들 저녁 식사 후 주방을 정리하고는 짬짬이 독서를 하고 둘째랑 놀아준다. 오후 9시가 되면 1층을 마감하고 2층에서 씻고 잘 준비를 한다. 아이들과 놀다가 자기 전에는 책을 읽는다. 이때부터는 모든 미디어가 금지된다. 딸과 나는 오후 8시 미디어 끄기. 아들은 오후 9시 미디어 끄기를 한다. 사춘기인 아들은 가끔 자전거를 타고 와서 배가 고프다며 음식을 찾는데 1층 주방 마감 후에는 본인이 스스로 먹고 설거지까지 한다. 그렇게 하지 않으면 하루 종일 주방에서 벗어날 방법이 없다. 10시가 되면 책을 읽다가 잠이 든다.

이제 이 일과는 나에겐 익숙하다. 안 하면 찝찝한 자동 시스템! 그리고 주말 루틴도 따로 있다. 다음 주 일주일 동안 먹을 식단표를 짜 두는 것이다. 그리고 일요일은 무조건 가족과 보내고, 일요일 한 끼는 남편이 요리한다. 그리고 다 같이 브루마블과 같은 보드게임을 하거나 산책을 간다.

이 일상의 루틴이 익숙해지게 되면 루틴의 범위를 확장할 수 있다. 예를 들어 여행이나 외부 활동이 생기면 책을 읽을 시간이 줄어들 것을 감안해서 며칠 전부터 더 열심히 책을 읽고, 일을 해 놓고, 집안을 정리한다. 여행이나 외부(강연, 수업)에 다녀와서는 뻗어 있을 게 뻔하기에 돌아와서 엉망인 집을 보고 싶지는 않았다. 결국 해야 하는 건 나기에 미리미리 해 놓는다.

다행히 아이들이 조금씩 크니 내 시간도 조금씩 늘어난다. 내 손이 갔던 일들도 아이 스스로 할 수 있게 되고, 아이들도 각자의 시간을 가지게 되니 자연스럽게 나를 위한 시간이 생기게 된다. 또 좋은 사람들과 즐거운 시간을 가질 때는 당연히 루틴을 지키지 못하는데 다시 일상으로 돌아와도 몸이 루틴을 기억한다. 다시 일상으로 안정적인 복귀가 가능하다. 나를 위해, 인생을 즐기기 위해 루틴은 꼭 필요하다! 내가 루틴에 목숨 거는 이유다.

살림 초보도 성장하게 만드는
정리정돈

워킹맘 시절 요리를 못하고, 또 안 해서 요린이라고 했다. 그런데 요리 뿐만 아니라 살림도 거의 안 했었다. 그나마 아이들이 태어나고부터는 청소를 조금 신경 써서 했지만 지금 생각해 보면 '어떻게 그렇게 살았지?'라는 생각이 들 정도다.

결혼 전에는 친정 엄마가 모든 걸 해주셨기에 아예 집안일에 관심을 가져 본 적도 없다. 게다가 엄마는 워낙 깔끔한 분이셔서 결혼 후 엄마의 빈자리가 심하게 느껴졌다. 슬프게도 남편도 살림 쪽으로는 취미가 없는 듯했다. 우리 부부는 신혼 시기 주로 외식을 했지만 아주 가끔 집에서 밥을 먹으면 설거지도 며칠씩 그대로일 정도였다. 아무도 하는 사람이 없었다. 결국 며칠 뒤 남편이 다른 음식을 해야 할 때쯤 했다.

결혼하면서 학원을 운영하기 시작해서 학원 청소는 매일 했다. 하지만 집에서는 밤에 잠만 자고 나오는 거라 집 청소는 거의 안 했다. 해야 된다는 생각도 못 한 것 같다. 언젠가는 옷 방에 먼지들이 뭉쳐서 굴러다니는 걸 본 적이 있었다. 아직도 기억나는데 당시에는 충격적이었다. 아니, 얼마나 청소를 안 했으면 먼지가 많아져서 뭉쳐서 굴러다니는 건지.

아이들이 태어나고 신생아 때는 호흡기가 걱정되어 그나마 청소를 좀 했었는데, 조금 크고 나서는 다시 예전으로 돌아갔다. 아이들을 봐주시러 오는 친정 엄마는 항상 "청소 좀 하고 다녀라."라고 말씀하셨는데, 그때도 일이 먼저였던 우리 부부는 집 청소와 정리정돈은 꽝이었다.

아이들 보는 것 말고는 청소도 빨래도 하시지 말라고 말씀드렸지만 결국 하루 종일 아이들과 집에 있던 친정 엄마가 하셨다. 나중에는 죄송해서 아침에 출근하기 전 청소기를 돌리고 나갔는데 정리정돈이 안 된 집에 청소기만 돌리는 걸로는 별 의미가 없었다. 물건도 어디에 무엇이 있는지는 당연히 몰랐다. 물건을 찾으려면 친정 엄마에게 물어보고 찾을 정도였다.

그렇게 10년을 살다 이사 준비를 하면서 정리를 처음으로 해 봤다. 내가 해야 하는 살림인데 나는 잘 못하니까 이사하면서 미니멀라이프를 해 보겠다고 했다. 예쁘게 꾸미며 살고 싶었지만 인테리어에 대해 잘 모르고 살림도 처음이라 어쩔 수 없었다. 웬만한 것은 많이 버렸고, 이사하면서도 정리한다고 했지만 4인 가족이 생활하는 데 정리정돈이 바로바로 안 되면 집은 순식간에 엉망이 된다.

남편은 전과 달라진 게 없다. 아침 일찍 출근하고 밤에 들어와서 잠만 자고 나가니 집이 엉망이어도 크게 상관이 없었다. 하지만 나는 조금 다르다. 하루 종일 집에 머무른다. 아이들도 마찬가지였다. 전에는 항상 아이들을 봐주시던 친정 엄마가 정리를 해주시기도 했고, 아이들 각자 방 없이 4명이 같이 생활했기에, 장난감 말고는 아이들도 정리를 해 본 적이 없었다. 내가 정리하고 청소하지 않으면 아무도 하지 않는다.

처음엔 내가 전업주부니까 '모두 다 내 일이다.' 생각해서 혼자 했다. 워낙 책임감이 강한 성격이라 '내 일인데 내가 못 하면 안 되지.'라는 생각이 있었다. 그랬기 때문에 정리가 안 되고 청소가 안 되면 나도 짜증이 많이 난다. 알게 모르게 친정 엄마의 깔끔한 살림을 보고 자라서 기준이 높아졌는지 나도 그렇게 되는 것 같다.

몇 달을 혼자 끙끙대며 정리를 하다가 지쳤다. 그래서 완전히 손을 놓아보기도 했었는데, 지금은 아이들 방은 내가 청소하지 않는다. 올해 14살 아들, 10살 딸. 다른 곳은 몰라도 자기 방은 자기가 정리 정돈하라고 일러주었다. 처음에는 내가 다 해주었지만 이젠 해주지 않는다. 아침에 일어나면 침대 정리는 바로 하라고 했다. 나도 한다. 물론 안방만 한다.

당시 8살이었던 둘째는 이야기한 그날부터 눈뜨자마자 침대 정리를 한다. 중학생 아들은 아직도 안 한다. 하지만 나도 해주지 않는다. 아들은 안방도 정리되어 있고, 동생 방도 정리되어 있는데, 자기 방만 침대가 엉망이라며 투덜대더니 요즘엔 자기 전에 정리 안 된 침대에 눕기 싫다며 침대 정리를 자기 전에 한다. 조금 더 지나서 일어나자마자 하게 되기를 바라본다. 안 해도 어쩔 수 없다.

아이들 옷도 아이들이 정리한다. 전에는 빨아서 다림질하고 옷걸이에 걸어서 옷장에 넣어주었지만 지금은 빨아놓은 옷을 방에 가져다주면 자기가 정리한다. 빨아놓은 자기 옷을 정리 해서 가져가라고 이야기는 하는데, 이건 아직 잘 안 된다. 내가 정리해 주지 않으니 아이들 옷장을 열어보면 한숨이 나오기는 한다. 이렇게 엉망이 되어가고 있지만 정리하는 방법을 알려줄 뿐, 내가 해주지는 않는다. 아들은 빨아놓은 옷들을 옷장에 쌓아두고 박아둔다. 속이 터지지만 내려놓는다. 내가 다 해줄 수 없으면 내려놓는 것이 나도 편하다.

정리뿐만 아니라 자기의 물건은 자기가 알아서 챙기라고 했다. 엄마는 너희들 물건은 어디에 뭐가 있는지 모른다고 선언했다. 나는 친정 엄마처럼 어떤 물건이 어디에 있는지, 아이들 물건까지 다 챙기질 못하겠

그렇게 건강한 엄마가 되었습니다

다. 청소할 때 청소기는 아이들 방도 돌려준다. 3층에는 주로 아이들 장난감이 있는데 그곳의 정리는 말을 안 하기로 했다. 나는 일 년에 몇 번 안 올라간다.

그 외 식사 준비, 빨래, 안방, 주방, 거실 및 화장실 청소는 내가 한다. 주방은 요리를 하는 공간이기도 하고, 내가 가장 많은 시간을 보내는 곳이라 하루에도 몇 번씩 청소한다. 설거지는 무조건 먹고 바로 한다. 가스레인지와 싱크대, 아일랜드 상판까지 모두 닦는다. 꽃병을 제외하고는 식탁과 아일랜드 식탁 위는 비워 둔다. 주방 청소기까지 돌려야 주방 정리가 끝이다.

지금 생각해 보면, 예전에 설거지를 며칠씩 쌓아두고 어떻게 살았을까싶다. 친정 엄마가 왜 항상 설거지를 바로 하셨는지 이제야 알 것 같다. 설거지를 하지 않고 있으면 내가 할 일이 남아있는 것 같은 찝찝함. 역시 엄마를 닮았나 보다. 식사 준비도 물론 내가 전적으로 맡는다. 이사 온 후로 바빠진 남편은 아예 요리를 할 생각이 없는 것 같다. 아들이 식단을 조절하고부터는 남편이 손대기가 어렵다며 더더욱 그렇게 되었다. 요즘은 가끔 주말에 한 끼 정도는 한다. 아주 가끔.

안방은 침대와 붙박이장만 두었다. 정리할 곳이 없으니 일어나서 침대 정리하고 청소기를 돌리면 끝이다. 거실도 책장 두 개와 피아노만 있고,

바닥에 물건들이 없으니 청소기만 돌리면 된다. 책장은 하루 날 잡고 정리한다. 화장실은 가장 하기 싫은 곳이지만 또 더러운 것도 싫어서 샤워하면서 조금씩 하는 편이다. 한번 정리하고 깨끗하게 유지하는 것에는 많은 시간이 필요하지 않다.

사는 곳이 주택이다 보니 실내는 내가 하지만 실외는 남편이 한다. 남편은 일반 쓰레기, 재활용 쓰레기 버리기와 마당, 텃밭, 주차장을 담당한다. 음식물 쓰레기는 주방에서 그때그때 처리해야 하는 것이기도 하고, 음식물 처리기를 구입해서 내가 담당한다. 그렇게 정하고 초반엔 남편이 제때 안 비워줘서 많이 싸우기도 했지만, 내가 하지 않고 있으니 이젠 자기 일이다 생각하고 척척 한다. 주말이면 주차장에서 세차도 남편이 한다. 잔디를 깎는 것도, 텃밭을 정리하는 것도 남편이 한다.

그리고 하나 더! 1일 1정리를 한다. 한 번에 하려면 너무 힘들고, 힘드니까 자꾸 미루게 되고, 안 하자니 정돈이 안 돼서 생각해낸 방법이다. '하루에 한 곳만 정리하자!'라고 생각하면 마음도 가볍다. 주방을 예로 들면 주방 중에서도 싱크대 한 칸만 정리하는 식이다. 시간도 오래 걸리지 않도록 짧게 10분에서 15분 정도만 한다. 안 하는 것보다 집이 훨씬 정리된다. 정리를 하면서 물건이 어디에 있는지도 알게 된다.

이렇게 어느 정도 우리 가족은 분업이 되었다. 올해 4년 차 전업맘. 10

년 동안 육아와 살림을 해주신 친정 엄마의 빈자리를 채우기엔 아직도 많이 부족하지만 조금씩 우리 네 식구는 적응해가고 있다.

건강맘의 정리정돈 꿀팁!

- 하루 한 곳만 한다!
- 일단 눈에 거슬리는 곳부터 한다! (어디 할지, 뭐 할지 생각하다 시간만 간다.)
- 가장 중요한 것은 한 곳을 했으면 더 하고 싶어도 하지 않는다!

운전을 통해 얻은 자유로움으로
더욱 성장을 향해 가다

    믿을 수 없겠지만 30대 후반까지는 바퀴 달린 것은 자전거도 못 탔다. 아이들은 어릴 때부터 세발자전거부터 시작해서 킥보드도 배웠지만, 나에게 자전거란 고등학교 때 동네 친구가 뒷자리에 태워주던 것으로만 기억한다. 한창 워커홀릭 워킹맘이던 30대 후반 번아웃이 와서 일을 내려놓고 싶었을 때 꼭 하고 싶었던 것이 있었다. 바로 아이들과 많은 시간 놀아주기, 책 읽기, 마지막으로 자전거 타기였다.

    매일매일 학원 운영에 매여있는 삶에 지쳐서 그랬는지 다른 곳으로 자유롭게 가고 싶었다. 그래서 바구니 달린 중고 자전거를 사서 아이들과 여기저기 많이 다녔다. 가족들은 아줌마 장바구니 자전거라고들 했지만 나는 좋았다. 그걸 타고 한강까지도 갔었다. 처음엔 자전거를 탄다는 기쁨이 커서 잘 몰랐는데 장바구니 달린 일반 자전거를 타고 한강을 온 사

그렇게 건강한 엄마가 되었습니다

람은 아무도 없었다. 그래도 상관은 없었다.

아이들과 다니는 것도 좋았지만, 내가 가고 싶은 곳을 혼자 마음대로 갈 수 있다는 게 참 좋았다. 그때까지 모든 이동은 지하철이나 남편 차로 했던 나에게 먼 거리를 빠르게 갈 수 있다는 점이 정말 매력적이었다.

운전도 40살이 넘어서 시작했다. 아이가 둘이 되면서부터는 이동이 쉽지 않았고, 운영하던 학원을 그만두고 남편과 같이 일하지 않으니 서로 가는 곳이 많이 달라졌다. 20살에 면허는 땄지만 한 번도 차를 운전해보지 않은 장롱면허여서, 다시 도로연수를 받고 가까운 곳부터 조금씩 다니다 주말에 한 번씩 중거리를 운전해 보는 게 다였다.

그러다 이사도 하고 전업주부가 되면서 본격적으로 운전을 시작했다. 처음에는 장보기부터 아이들 학원 라이딩이며 친정 다녀오기까지 해 봤다. 이제 운전을 한 지 4년 차가 되었는데, 가끔 운전하면서 '너무 좋다.'라는 생각이 들어 행복하다. 처음 자전거를 타고 느꼈던 그 느낌과 비슷한데, 심지어 자전거보다 더 빨리, 더 멀리 갈 수 있다는 자유로움이 더해져 정말 최고다.

아이들 없이 혼자 장 보러 가는 시간은 독박 육아 전업맘인 나에게 주어지는 꿀 같은 시간이었다. 가끔 조금 먼 곳으로 외출할 때도 '내가 이렇게 운전해서 다니다니!' 하며 나 스스로 감격스럽다. 운전하기 전엔 '혼자 자유로를 달리면 어떤 기분일까?' 상상했던 것들을 지금 실제로 하고 있는 거니까.

물론 차가 막힐 땐 힘들고 지친다. 하지만 내가 운전할 수 있고 가고 싶은 곳을 남편의 도움이나 대중교통의 도움 없이 스스로 갈 수 있다는 것에 감사하고 행복하다. 평소에는 순하다가 운전할 때 난폭해지는 사람들이 있기도 하다는데, 그래서 그런지 나는 운전할 때 화나는 일이 거의 없다. 이렇게 자전거 타기, 운전하기처럼 독립하고 싶은 게 또 하나 있다.

그렇게 건강한 엄마가 되었습니다

프리토킹을
목표로 세우다

바로 영어! 나는 영어를 잘하고 싶다. 수능에서 영어 영역은 굉장히 잘 봤다. 지금으로 치자면 1등급이었다. 하지만 말은 한마디도 못 했다. 영어를 읽고 쓰기만 할 줄 알았지, 듣고 말하기는 못한다. 외국인을 만나본 적도 없었다. 대학 때 원어민 선생님이 말을 시키실까 봐 두려웠다. '영어 공부 해야지.' 다짐하는 순간은 매년 새해와 외국 다녀와서 뿐이었다. 가끔 외국을 다녀오면 영어 공부를 이번에는 꼭 해야 하는데 생각만 하다 또다시 흐지부지된다.

상황이 이렇다 보니 졸업하고도 성인이 되어서 영어 공부에 투자한 시간과 비용도 꽤 된다. 내가 이렇게 영어에 한이 있다 보니 아이들은 영어를 잘했으면 했다. 어릴 때부터 영어 DVD를 많이 틀어주었다. 영상뿐만 아니라 책도 많이 읽어주었다. 일 끝나고 집에 와서 아이들에게 책을 읽어주며 재웠는데 한글책과 영어책을 함께 읽어주었다. 사교육은 없었지만 영어책 읽기와 영어 DVD로 아이들은 귀가 뚫렸고 말도 나보다는 잘한다. 물론 영어 읽기와 쓰기를 가르친 적은 없다 보니 읽기 쓰기는 못한다.

아이들에게도 영어시험 100점보다 영어로 편하게 대화하고 자막 없이 영화를 볼 수 있는 걸 원했던 거라 읽기 쓰기는 아이들이 '필요하면 하겠지.'라고 생각했다. 아이들에게 원하는 것은 사실 내가 하고 싶은 것이었다. 외국에 나가서 편하게 이야기하고 여행하기, 또 자막 없이 영화 보기. 그래서 거의 매년 새해 목표에 영어가 빠지지 않았다.

올해 목표에도 영어가 들어가 있다. 올해로 3학년이 된 둘째와 같이 영어 공부를 시작해 보기로 했다. 바로 하루 2번 30분씩 영어로 말하기. 몇 년 전에 첫째와 도전했다가 사춘기 아들이 요리조리 빠져나가서 잠깐 하다 그만두었었는데, 딸과 다시 한번 도전한다. 이번에는 결실을 맺을 수 있기를 바란다.

아직도 하고 싶은 것들이 많은 나는 영어가 된다면 더 큰 세상으로 나갈 수 있다고 생각한다. 더 많은 것들을 할 수 있을 것 같다. 아직도 외국에 나가면 누군가가 나에게 말을 걸까 봐 무섭다. 언어가 안 되니 그런 것 같다. 휴양지에서는 말 한 마디 안 하고 쉬다가만 온다. 60살인 스타강사

그렇게 건강한 엄마가 되었습니다

김미경 선생님도 하는데, 나라고 못 할 게 없다. 이래서 롤 모델이 있으면 좋은 건가 보다.

해외에서 영어 강의하기 같은 거창한 꿈은 아니지만, 세계 여러 나라를 다니며 다양한 문화를 편하게 접하고 싶은 것이 나의 꿈이다. 이렇게 하다 보면 일생에 한 번쯤은 영어로 프리토킹 할 수 있겠지!

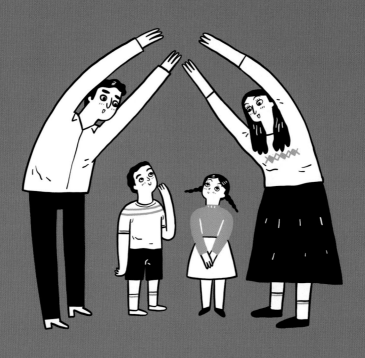

꿈을 이루는 엄마

마음속에 간직했던
꿈을 꺼내 보자

저 대학 그만두고,
벨리댄스 하고 싶어요

평생을 벨리댄스와 함께했지만 시작이 빨랐던 것은 아니다. 오히려 조금은 늦게 춤을 시작했다. 유아교육과 3학년에 재학 중이던 2002년 월드컵 때 벨리댄스를 처음 시작했다. 아이들을 가르치고 돌보는 것을 좋아하기는 했지만 왠지 이 길은 아닌 것 같다는 생각을 계속 가지고 있었다. 그러다 보니 대학 생활에 기대도 관심도 없었다. 다른 동기들은 유치원 선생님이 되고 싶어 모든 준비를 그쪽에 맞춰서 했지만 나는 선생님이 되고 싶다기보단, 스타일리스트나 스튜어디스 쪽으로 자꾸만 눈이 갔다.

어느 날, TV를 보던 아빠가 부르셨다.
"얼른 와서 이것 좀 봐봐~"
TV에는 예쁜 옷을 입은 아름다운 여자의 모습이 있었다. 벨리댄스라는 춤을 춘다고 했다. 보자마자 첫눈에 '아, 이거다!' 사랑에 빠지고 말았

그렇게 건강한 엄마가 되었습니다

다. 방송에서 보자마자 검색해서 그분이 운영하는 학원을 찾았다. 당시에는 우리나라에 딱 한 곳밖에 없어서 찾는 것이 어렵진 않았다. 먼저 꼼꼼하게 조사해 보고 벨리댄스를 시작하려면 어떻게 하면 되는지 확인 후 부모님께 말씀드렸다.

"엄마, 아빠! 저 대학 그만두고, 벨리댄스 하고 싶어요."

어차피 대학은 왔다 갔다만 하고 있었다. 매일 아르바이트를 하며 내가 잘할 수 있고 좋아하는 일은 무엇일지를 찾던 때였는데, 벨리댄스를 보고 나의 꿈이 확실해졌기 때문에 과감하게 말씀드렸다. 부모님은 어렵게 들어간 대학이니 제발 졸업만이라도 하라고 하셨다. 그 말을 따를 수밖에 없었는데 3, 4학년 때는 더더욱 의미 없는 학교 생활이었다.

대학 동기들도 벨리댄스 하는 나를 다른 나라 사람 보듯 신기하게 봤다. 친구도 친척도 가족도 모두 벨리댄스를 한다는 나를 반대했다. 예체능을 밀어줄 만큼 집안 형편이 좋지 않았고, 하나밖에 없는 딸, 몸 쓰는 일은 힘들다고 부모님이 극구 반대하셔서 강사반으로 바로 등록하지는 못했다. 결국 아르바이트를 해서 번 돈으로 취미반에 등록해서 일주일에 한 번씩 배우고 일주일 내내 집에서 연습을 해 갔다.

매일 인터넷으로 벨리댄스에 관련된 것들을 찾아보고 혼자서 꿈을 키웠다. 그렇게 몇 달을 벨리댄스 카페에 살았더니 어떤 사람들이 활동하고

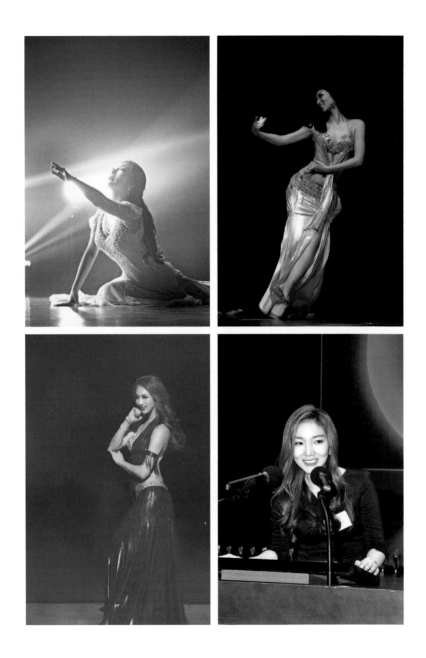

그렇게 건강한 엄마가 되었습니다

있는지, 누가 어떤 옷을 입고 공연하는지도 훤하게 알게 되었다. '언젠가는 이 사람들과 꼭 친해질 거야.'라고 혼자 생각했다. 그렇게 간절히 바라고 바라서 이루어진 걸까? 그때 나의 생각은 결국 이루어졌다. 지금은 그들과 친해진 것은 물론 함께 공연하는 동료가 되었다.

강사반 과정을 바로 시작하지 못했던 이유 중 하나는 경제적인 것도 있었다. 당시 강사반 등록금이 360만 원이었는데 대학교도 학자금 대출을 내어 다녔고, 아르바이트를 해서 용돈을 벌었고, 부모님 두 분께서 번 돈으로 한 달 벌어 한 달 생활하던 때였다. 사정이 이렇다 보니 부모님께서는 당연히 꿈을 포기한 줄로만 아셨을 거다. 겉으로 보기에는 일주일에 한 번 취미로만 다니는 걸로 보였으니. 하지만 나는 꿈을 혼자 품고 있고, 부모님이 원하는 대로 유아교육과 졸업 후 유치원에 취업도 했다. 이 과정이 쉽지 않았기에 포기해야 하나 생각한 적도 있었다.

어린 시절로 거슬러 올라가 보면 춤추는 것을 좋아했었다. 초등학생 때는 전교생 앞에서 학교 대표로 춤을 추기도 했고, 중학교 때는 집에서 당시 유행하던 춤을 비디오로 녹화해서 따라 추곤 했다. 고등학생 땐 치어리딩 동아리에서 활동을 했다. 이렇게 춤을 좋아했지만 집안 형편을 알기에 돈이 많이 드는 한국무용이나 발레를 배울 생각은 아예 해 본 적도 없었다.

뒤늦게 시작한 나의 꿈,
벨리댄스

하지만 나의 꿈을 숨기고 유치원에 취업하고 나니 더 확실히 알게 되었다. '이 길은 내 길이 아니다. 난 무조건 벨리댄스를 해야겠다.' 확신이 서자 유치원에 사직서를 내고 부모님께 말씀드렸다. 이미 사직서까지 냈으니 부모님도 더는 말리지 못하셨다. 더 이상 내 꿈을 꺾을 수 없다는 것을 아신 부모님께서는 피 같은 돈을 내주셨다. 그래서 벨리댄스를 전문적으로 시작할 수 있었다.

한창 더운 7월, 학원에 두꺼운 현금 봉투를 들고 가서 등록했던 그날을 지금도 생생하게 기억한다. 꿈에 그리던 벨리댄스를 전문적으로 시작할 수 있었고, 그때도 부모님께 용돈만은 받지 않으려고 아침 9시부터 12시까지 3시간 커피숍에서 아르바이트를 하고, 끝나면 학원으로 가서 밤 12시까지 연습했다. 당시 학원 바닥은 카펫으로 되어 있었는데 얼마나 연습

그렇게 건강한 엄마가 되었습니다

을 했으면 발바닥이 다 까졌다. 그래도 좋았고 행복했다.

수중에 돈이 얼마 없다 보니 항상 배고팠다. 학원 가는 길에 길가에서 옥수수를 한 봉지 사서 점심에 하나 먹고 동료가 있으면 하나 나눠주고 남은 하나는 저녁에 먹었다. 당시 한창 벨리댄스가 알려지기 시작할 때라 강사반 과정에 한 달에도 수십 명씩 등록을 했다. 같이 시작한 7월 기수만 해도 수십 명, 그중 가장 오래 한 사람은 나다. 아들이 아프지만 않았다면 지금도 계속하고 있었을 거다. 벨리댄스가 나고 내가 벨리댄스였으니까.

다른 동료들은 단순 호기심에 그냥 시작했을지 몰라도 나는 이것 아니면 안 됐기 때문에 정말 목숨을 걸 정도로 열심히 했었다. 이때의 기억은 내 몸에 그대로 새겨져 있다. 그래선지 지금까지도 매년 7월, 벨리댄스 강사반에 처음 등록했던 여름이 되면 나는 처음 시작하던 그때의 내가 생각난다. 정말 열심히 했다. 온몸이 땀으로 샤워를 할 정도였고, 발바닥이 까지고, 물집이 생기고, 굳은살이 생기던 그때, 지금도 그때를 생각하면 가슴이 뛴다.

선생님께서는 하루 종일 혼자 연습하고 있던 학생이 궁금하셨는지 나에게 관심을 가지셨다. 그때의 나는 벨리댄스에 모든 것을 걸었기에 눈빛이 달랐을 것이다. 그렇게 가장 빨리 선생님의 조교가 되었고 명절에도 선생님 수업을 따라다녔다. 보통 다른 학생들은 수업 때만 나와서 듣고 가는데 나는 평일에도 하루 종일 학원에 있었고 학원에서 수업하는 모든 선생님의 수업을 들었다. 이런 나의 진심이 전해졌는지 다른 선생님들도 나를 예뻐해 주셨고 공연 무대도 빨리 설 수 있었다. 물론 같이 시작한 동료들의 질투가 많긴 했지만 신경 쓸 겨를도 없었다. 그 어떤 것도 포기할 이유가 될 순 없었다.

무용이라고 하면 어릴 때부터 해야 되는 것 아니냐고 많이들 생각한다. 실제로도 한국무용, 발레와 같은 순수 무용은 그렇게 시작한다. 하지만 나는 상황이 여의치 못했고 내 상황에 맞게 가장 현실적으로 선택했던 것 같다. 그래서 첫눈에 보자마자 '이거다!'라고 생각했는지도 모른다.

기준에 따라서 어찌 보면 늦게, 또 어찌 보면 빠른 20대 초반에 내 꿈을 찾았고 나의 20~30대를 벨리댄스와 함께 보냈다. 벨리댄스를 시작하고부터는 항상 좋아하는 일을 했고, 좋아하는 일로 돈도 벌었다. 좋아하는 일로 재능 기부를 하며 남도 도울 수 있었다. 다시 생각해도 후회는 없다. 대학교 때 동기들에게 '나는 아무 생각 없이 춤만 추고 싶다.'고 이야기했었는데, 친구들은 시간이 지난 지금도 그 이야기를 종종 한다. 돈은 없었지만 꿈과 열정이 있어 반짝반짝 빛나던 그 시절이 참 귀하다.

하고 싶은 일을 해야
행복하다

2002년 시작했던 벨리댄스는 힘들게 시작한 만큼 남들보다 열심히 치열하게 했고 그만큼 성과도 좋았다. 지금은 벨리댄스 학원이 전국에 퍼져 있지만 그때는 이제 막 시작하던 때라 지방에는 벨리댄스를 배울 수 있는 곳이 없었기에 전국을 다니며 공연도 하고 강의도 했다. 그러다 보니 수입도 유치원 선생님을 하는 친구들보다 당연히 많았고 20대의 또래와 비교해도 월등히 많았다. 대기업 직장인 연봉 정도 되었다.

물론 소속이 없다 보니 수입이 들쭉날쭉해서 직장인만큼의 안정성은 없었지만 공연과 수업이 많다 보니 돈을 많이 벌었다. 그만큼 프리랜서 일이 언제 없어질지 모른다는 생각에 더 열심히 했던 것도 있다. 수업이 너무 많아 하나를 줄이려고 동료에게 수업을 넘겨주면, 신기하게도 다른 수업이 또 들어왔다. 그런 경험을 몇 번 하다 보니 '나는 일복이 많은 사람이구나.'라고 감사하게 생각하게 됐다. 수업도 즐겁고 전국을 다니며 동료들과 공연하는 것도 재미있었다.

신나게 몇 년을 하다 보니 정착하고 싶다는 생각이 들어 결혼을 하면서 남편과 함께 학원을 오픈했다. 자유롭던 때와 달리 더 큰 보람도 있었고, 또 다른 책임감이 생겼다. 수입은 프리랜서였을 때보다 더 늘었다. 흔히 말하는 억대 연봉이 되었다. 나는 늘 생각했다. '나는 참 복받은 사람이구나.'였다. 남들은 회사를 억지로 다닌다는데 나는 벨리댄스를 시작하고부터 하기 싫은 것을 억지로 하지는 않았던 것 같다. 물론 세상에 쉬운 일은 없겠지만 내가 원해서 했기 때문에 힘든 일도 감당할 수 있었고 오히려 즐겼다.

중학교 1학년 아이들이 벨리댄서 직업체험을 하러 학원에 오는 경우가 가끔 있다. 그럴 때마다 마지막에는 꼭 부모님이 원하는 일 말고 너희가 원하는 일을 하라고 이야기했었다. 나도 부모님이 반대하셨지만 결국엔 내가 원하는 일을 했다. 온전히 내가 결정한 일이다 보니 책임감도 더 생기고 성과도 더 좋았다.

물론 우리 아이들에게도 똑같이 말한다. 가끔 아이들은 나를 보며 "엄만 내가 나중에 커서 뭐가 되면 좋겠어?"라고 물어보곤 한다. 그러면 "네가 하고 싶은 것 하는 게 제일 좋지."라고 말한다. "다른 엄마들은 뭐가 되

그렇게 건강한 엄마가 되었습니다

라고 하는데 엄마는 그런 것 없어?"라고 다시 묻기도 한다. 그러면 다시
말해준다. "응, 엄마는 없어. 뭐든 네가 하고 싶은 일 하면서 행복하면 좋
겠어. 그래야 힘든 상황이 닥쳐도 이겨낼 힘이 생기거든. 엄마도 그랬고."

전업주부,
예전 같지 않은 나의 몸

꿈으로 반짝거렸던 내가 전업주부가 되고 3년 차에 접어들던 어느 날, 삶의 목적을 잃어버린 것처럼 무기력해졌다. 아마도 슬금슬금 불어난 몸 탓도 큰 것 같아 살을 빼야겠다고 생각했다. 남편에게 "살이 많이 쪄서 다이어트를 해야 하는데…"라고 했더니, 남편은 "비건인데 다이어트해?"라며 이해가 안 된다는 듯이 되물었다.

아들 덕에 건강 관련 서적들을 읽으면서 뚱뚱한 채식주의자라는 말을 책에서 본 적이 있다. 그때 너무 찔렸었다. 나는 고기가 들어간 햄버거는 안 먹지만 기름에 튀긴 프렌치프라이는 좋아했고, 고기와 생선은 안 먹지만, 떡볶이는 사랑했다.

돌이켜보면 나는 16살 때부터 주로 여자들 집단에만 있었다. 중학교 3

그렇게 건강한 엄마가 되었습니다

학년 때부터 남녀 분반, 3년간 여고, 4년간 유아교육과라 남학생은 단 1명이었다. 벨리댄서도 주로 여자가 많았고, 학원을 운영하면서도 만나는 분들은 모두 여성 회원들이었다. 그러다 보니 다이어트는 여성들에게 특히 우리나라 여성들에게서 빠질 수 없는 주제라는 생각이 들었다.

벨리댄스 학원을 운영할 때는 살을 빼고 싶어서 다이어트 목적을 가지고 나에게 오는 분들이 대부분이었다. 사실 춤을 잘 추고 싶어서 오는 분들은 극히 드물다. 살을 빼고 싶어서 왔다가 춤의 매력에 빠지게 되는 경우가 대부분이다. 나는 벨리댄스 학원을 운영하며 정말 셀 수 없을 정도로 많은 분들의 다이어트를 도와드렸다.

그렇다면, 그렇게 오랜 기간 여자들 사이에 있었던 나는 어땠을까? 당연히 나도 매일 다이어트를 생각하고, 계획하고, 실패하고, 다시 시작하기를 반복했다. 수많은 다이어트를 해 봤다. 원푸드 다이어트는 기본이고, 48시간 주스 다이어트, 간헐적 단식 등등…. 하지만 체지방을 없애주고 식욕을 줄여준다는 약이나 한약 다이어트는 한 번도 하지 않았다. 다이어터들에게 기본이라는 닭가슴살도 먹어본 적은 없다.

어렸을 때부터 고기, 생선은 안 먹었지만 과자, 초콜릿, 아이스크림, 떡볶이, 피자 같은 음식은 좋아해서 항상 날씬하기보다는 통통한 편이었다. 그런데 다행히도 대학교 때 벨리댄스를 시작하고부터는 직업 특성상 관리를 해야 하는 것도 있었고, 연습량이 워낙 많아서였는지 연습 끝나고 밤늦게 먹었지만 크게 살이 찌지 않았다.

그러다 결혼 후 첫째를 임신했다. 출산 후 살 빼는 게 쉽지 않을 거라는 생각에 살이 많이 찌지 않게 조심하기도 했지만, '임신했을 때 아니면 언제 편하게 먹을까.'라는 생각도 들었던 그때 10kg이 쪘다. 그래도 나름 선방했다고 생각했다.

출산 후 100일간은 몸조리에만 신경 썼다. 직업 특성상 몸이 재산이었다 보니 산후 관리에 특히 신경 썼다. 아이를 낳고 100일 후부터 3개월이라는 기간을 정해놓고 다이어트를 해서 예전 몸무게로 돌아왔다. 물론 탄력은 전과 달랐지만, 보이는 숫자는 같게 만들었고, 임신 전 입던 옷들을 다 입을 수 있었다.

그리고 3년 뒤, 둘째를 임신했다. 첫째 때 생각보다 살을 쉽게 빼서 둘째 때는 조금 마음이 편해진 건지 10kg의 두 배인 20kg이 쪘다. 역시나 출산 후 100일은 몸조리만 하고, 100일 후 다이어트를 시작했다. 이번에는 두 배로 쪄서 그런지 둘째라 그런지 첫째 때만큼 빨리 살이 빠지지 않았다. 시간은 더 오래 걸렸지만 6개월 후에는 예전 몸무게로 돌아왔다.

나는 책임감이 강한 사람이고 나를 보고 벨리댄스를 배우는 학생들을 생각하면 더 그렇게 해야만 했다. 나를 보고 등록하는 회원들에게도 그렇지만 무대에서 공연해야 하는 사람이 자기 관리도 못 해서 살찐 모습을 보이는 건 책임감도 없고, 프로의식이 없는 것이라고 생각했었다.

출산 후 내가 각각 10kg과 20kg을 감량했던 방법은 공복 유산소와 16시간 간헐적 단식이었다. 간헐적 단식은 단순하게 말하면 아침을 먹지 않고 공복 상태로 지낸 후 점심을 먹으면 된다. 오전에는 벨리댄스 수업을 하고 낮 12시에 첫 끼를 먹었다. 그리고 오후 8시 수업 전 저녁 식사를 마치면 간헐적 단식이 된다. 16시간 동안 공복은 꼭 유지했지만 그 외의 시간에는 먹고 싶은 건 다 먹었다. 반드시 건강식이나 다이어트 음식으로 챙겨 먹지는 않았고 떡볶이, 피자, 스파게티도 먹고 싶으면 먹었다.

몇 년 전 그때 했던 방법을 유튜브에 촬영해서 올렸는데, 방송국에서 연락이 와서 여러 다이어트 프로에 출연하기도 했었다.

문제는 둘째를 낳고 20kg 감량을 했지만, 거의 10년 전이고, 그때와 지금은 많이 달라졌다. 사는 곳도, 직업도. 우선 직업이 바뀐 게 영향이 크다. 예전엔 벨리댄서로서 관리하는 게 당연했다면, 지금은? 직업이 전업주부다.

일단 살이 쪄도 누구도 나에게 뭐라고 하는 사람이 없다. 그리고 나보다는 아들을 낫게 하는 게 우선이었다. 낮 동안 아들 식단과 맨발 걷기 등 두 남매 독박 육아를 하면서 받은 스트레스를 아이들 잘 때 먹는 걸로 풀다 보니 임신도 아닌데 10kg이 그냥 쪘다. 솔직히 낮에는 아이들과 건강한 식단을 먹었지만 밤에는 남편이랑 술과 떡볶이 등 안 좋은 음식들을 먹었다. '너무 살이 쪘는데… 이러면 안 되는데…'라고 걱정은 했지만 멈출 수가 없었다.

문득 예전에 학원 등록하셨던 회원분들이 정말 대단하다는 생각이 들었다. 직업도 아닌데 그렇게 열심히 하셨구나. 비슷한 상황에 처해 보니 그분들을 더 잘 이해하게 되었다.

음식에서 답을 찾은
나의 다이어트

결국 혼자서는 다이어트가 안 될 것 같아 여러 명이 함께하기로 했다. 책도 읽고, 운동도 하고, 식단도 하고! 세 가지 방법을 병행했고 3팀으로 나눠서 했는데 우리 팀은 내가 팀장이 되어서 이끌었고 결국 1등을 했다. 개인 성적도 우리 팀에서 1등, 2등, 3등이 모두 나왔다. 물론 1등은 나였다. 기간은 한 달이었는데, 그때 크리스마스와 새해가 있어서 식단 조절을 2주는 거의 못 하다가 마지막 2주 만에 5.7kg을 감량했다. 역시 나는 책임감이 강한 사람이었다.

예전엔 공복 유산소에 간헐적 단식하면서 먹고 싶은 건 다 먹었다. 하지만 그때는 매일 하루 두 번 아침 저녁으로 벨리댄스 수업을 했으니 운동량 자체가 일반인들보다는 많은 편이었다. 그래서 먹고 싶은 것을 먹으면서도 관리가 되었던 것이다.

이제는 수업을 하고 있지 않으니 방법이 달라야 했다. 이번에 시도했던 방법은 아들을 치유하면서 공부했던 책들의 내용대로 해 봤다. 아침은 과일식, 점심과 저녁은 자연식물식 또는 스무디. 운동은 만 보 걷기를 했다. 마지막 2주 차엔 2만 보를 걸었고, 마지막 이틀 정도는 수분 조절까지 했다. 체성분은 고려하지 않고 일단 원하는 몸무게까지 감량하는 것이 목표였기에 이렇게 했다.

하지만 이렇게 급하게 뺀 살은 쉽게 요요가 온다. 너무나도 당연한 일이었다. 건강한 다이어트라고 할 수 없다. 그런데 얼마 뒤 MBC에서 다이어트 방송 출연 섭외가 들어왔고, 촬영 날짜가 언제인지 물어보니 다행히 기간이 한 달 정도 있었다. 이번엔 몸무게를 목표로 두지 말고 건강한 다이어트를 해 보자고 결심했다. 방법은 너무 간단했다. 딱 하나! 내 몸에 좋은 음식 먹기!

그러려면 비건이지만 인스턴트나 가공식품 같은 것은 당연히 끊어야 하고, 절대 포기할 수 없었던 떡볶이와 마라샹궈도 잠시 끊기로 했다. 운동은 따로 챙겨서 하진 않고 아이들과 놀거나 산책, 남편과 골프, 맨발 걷기 등을 계속 유지했다. 평소 하던 것에서 뭔가를 시간이나 비용을 들여서 하진 않았다. 정말 다른 것은 하지 않고, 하지도 못했고 딱 아침은 과일식으로 먹고 점심과 저녁은 자연식물식으로 먹었다. 이렇게 한 달 동안 건강하게 4kg을 감량했고, 방송도 잘 마쳤다.

그 뒤로도 지금까지 3개월에 한 번씩은 다이어트 방송을 출연하게 되는 것 같다. 내가 했던 방법으로 내년이면 70세이신 친정 엄마도 한 달 동안 4kg을 감량하셨다. 요즘 강의하고 있는 곳에서도 평균 50대이신 수강생들이 이 방법을 실천해서, 건강하게 한 달에 5kg 감량은 기본이고 건강해져서 그동안 먹던 약도 끊었다는 후기들이 흔한 일이 되었다.

직업이 벨리댄스 강사에서 주부로 달라진 만큼 다이어트 방법도 달라졌다. 예전에는 운동량이 많으니 식단보단 운동이었다면 이젠 운동보단 식단! 오랜 기간 다이어트와 직간접적으로 함께 있었고, 지금도 현재진행형이지만, 가장 중요한 건 음식이라는 것을 깨달았다. 이것은 변함이 없을 것 같다.

정말 많은 다이어트를 해 봤지만 내가 찾은 답은 좋은 음식. 역시 질병이든 다이어트든 음식이 답이다!!!

0원 다이어트 성공기

10대 때부터 시작해서 다이어트에 들인 돈이 얼마일까? 매년 하는 새해 다짐에서 다이어트가 빠진 적이 있을까? 남녀노소를 불문하고 다이어트에 관심이 많지만 여자라면 특히 평생 늘 생각하는 게 다이어트 아닐까? 이젠 돈 들이지 말고 다이어트 하자! 일상생활에서 건강한 식습관으로 바꾸는 것. 혼자 할 수 있는 운동으로도 충분히 다이어트가 가능하다.

우리는 늘 먹는다. 하루에도 몇 번씩 먹는다. 먹는 것을 건강한 음식으로 바꿔서 먹으면 된다. 다이어트를 위해 따로 건강기능식품이나 한약, 양약을 먹을 필요도 없고, 시술 등을 돈 들여서 할 필요도 없다고 단언한다. 대신 장바구니에 가공식품, 인스턴트를 넣지 말고, 유기농 신선한 채소 과일을 넣으면 된다. 그리고 가능하면 바깥 음식 대신 집밥을 해 먹자.

그렇게 건강한 엄마가 되었습니다

진수성찬이 아니더라도 건강한 음식들로 내 몸을 채워주면 마음이 풍요로워진다. 유기농이면 비싸다고 생각할 수 있지만 소중한 내 몸을 위해 좋은 음식을 먹는다고 생각한다면 병원비나 약값을 안 들이고 건강해지고 살도 빠지는데 안 먹을 이유가 없다. 경험상 이런 좋은 식재료를 구입해도 인스턴트, 가공식품, 외식을 끊으면 생활비에 차이도 별로 없다.

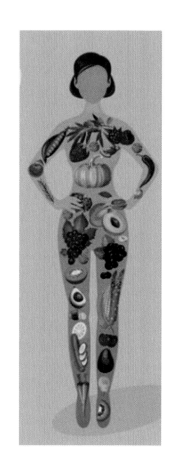

나는 의지가 약하기에 집에는 아예 인스턴트, 가공식품을 두지 않았다. 눈에 보이면 나도 바로 손이 간다. 그러니 다이어트를 시작했다면 이런 것들을 아예 집에 두지 마라. 이게 끝이다. 너무 간단하기 때문에 덧붙여 이야기할 것도 없다. 나의 비전보드에는 내 몸에 좋은 음식 넣어주기가 있다. 평생 생각하며 살겠다는 마음으로 비전보드에 넣은 것이다.

남편도 처음엔 꼭 그렇게까지 해야 하냐며 불평했지만 좋은 식단을 통해 아들이 나았고, 친정아버지가 몇 년간 드시던 약을 끊으시는 것을 직접 보았다. 그리고 이번에는 다른 것 하는 것도 없이 건강한 음식만으로 살이 빠지는 걸 보고는 좋은 식단의 힘을 믿기 시작했다. 남편도 사회생활을 하면서 건강한 음식을 챙겨 먹으려고 노력하고 있고, 지인들과 시댁에도 좋은 거 먹으라고 전파하고 다닌다. 이제는 남편이 든든한 지원군이 되고 있다. 내가 알려준 방법으로 남편도 10kg을 감량했다.

남편은 신혼 때부터 야식을 먹으며 쪘던 살을 빼지 못하고 있었다. 그러다 몇 년 전 친구와 다이어트를 한다고 헬스와 닭가슴살을 먹고 8kg 정도 감량한 적도 있었다. 하지만 얼마 되지 않아서 원래의 몸무게로 돌아왔고 계속 불편한 상태를 유지하고 있었다.

그러던 어느 날 갑자기 "나 살 뺄래. 도와줘!"라고 신호를 보내왔다. 나는 속으로 '오케이'를 외쳤다. 사실 이제 남편도 40살이 넘었고 건강을 위해 살을 빼야 할 텐데 생각은 했지만 강요하지는 않았다. 주부들은 모두 알겠지만 남편이 가장 최강 레벨이다. 굳이 레벨을 따져보자면 아들을 변화시키는 것이 제일 쉽고, 다음이 친정아버지, 마지막이 남편이다. 그만큼 어려울 것이라 생각했던 남편의 다이어트였는데 내 예상보다 빨리 때가 왔다. 다행히 남편은 생고구마, 생무도 좋아했다. 다양한 과일과 채소들로 질리지 않게 식단을 구성해서 운동이나 닭가슴살 없이 오로지 건강한 식단으로 다이어트에 성공했다.

그렇게 건강한 엄마가 되었습니다

아들과 친정아버지 남편이야 옆에서 계속 봐주고 식사를 챙겨주는 사람이 있으니 사실 본인들은 먹는 것만 바꾸면 되는 거였다. 아들과 남편은 내가, 친정아버지는 친정 엄마가 먹는 걸 챙겨줬다. 하지만 나는? 주부이고 엄마인 나는 내가 다 챙겨야 한다! 안 챙겨도 뭐라 할 사람이 없으니 한참을 계획만 하다 포기하고 며칠 하다 흐지부지되기 일쑤였다. 친구들을 모아 같이 다이어트 하기로 하고, 기간을 정하고 했더니 성공했다.

　혼자 가면 빨리 갈 수 있다. 하지만 함께 가면 멀리 갈 수 있다. 다이어트를 한다고 마음먹으면 항상 그렇다. 오늘까지는 먹고 내일로 시작을 미루게 되고, 평소보다 먹을 것이 더 당긴다. 이 현상은 매번 반복된다.

　패러다임을 전환해보자. 이제부터는 '다이어트'가 아니라 '건강한 음식 챙겨 먹기'로 생각을 바꿔보면 어떨까? 건강한 음식을 먹어야 하니 술, 담배, 커피, 인스턴트, 가공식품, 바깥 음식 등 우리가 모두 잘 알고 있는 몸에 나쁜 음식들은 당연히 피해야 한다. 사실 너무 잘 알지만 실천이 안 될 뿐이다.

　계속해서 강조하지만 음식을 적게 먹는 다이어트가 아니라 평생 지속할 수 있는 건강한 식습관을 만들어가는 것을 방향으로 잡아야 한다. 그리고 더 중요한 것은 가끔 한 번씩 다른 방향으로 가더라도 죄책감을 갖거나 포기하지 말고 꾸준히 하는 것이다.

강의하는 곳에서도 늘 이야기한다. 몸무게를 몇 kg으로 만들겠다에 집중하는 것이 아니라, 평생 지속할 수 있는 건강한 식습관 만드는 것이 목표라고! 이렇게 한다면 다이어트뿐만 아니라 건강까지 두 마리 토끼를 다 잡을 수 있다. 여기에 운동을 조금 더한다면 탄력 있는 몸을 유지할 수 있다. 예전의 나는 식단과 운동의 비율이 1:9였다. 직업이 운동이었으니 먹고 싶은 것은 마음대로 먹었다. 하지만 지금은 그 반대로 식단이 9, 운동이 1이라고 생각한다.

그렇다고 운동을 아예 하지 말라는 말이 아니다. 운동이 몸을 건강하게 하는 방법임에는 틀림없다. 다만 건강한 식단으로 내 몸에 맞는 적정 체중을 만든 후 운동을 시작해도 된다는 이야기다. 처음부터 힘든 운동, 끊어놓고 가지 않을 운동 결제부터 하지 말고 몸이 가벼워지고, 힘이 생기면 자연스럽게 무언가를 해 보고 싶은 의지도 생긴다. 운동은 그때 하면 된다. 운동도 가볍게 혼자 할 수 있는 홈트, 걷기 같은 걸로 시작한다.

혹시 여건이 된다면 맨발 걷기를 추천한다. 시간은 하루 1분에서 시작한다. 아주 작은 목표를 잡고 시작하면 된다. 『아주 작은 습관의 힘』에서 이야기하는 것처럼 어려운 계획이나 중간에 포기할 것 같은 거창한 계획 말고, 지금 당장 할 수 있는 것부터 시작하기를 권한다. 이 방법으로 초등학교 6학년이던 아들이 턱걸이를 하루 한 개에서 시작해서 지금은 한 번에 10개를 거뜬히 한다. 건강한 식습관에 가벼운 운동 이 두 가지면 다이어트는 끝이다! 0원 다이어트, 오늘부터 시작해 보자!

건강맘 다이어트 추천 도서

1. **다이어트 불변의 법칙(왜 야생동물은 병과 비만이 없는가?)** 하비 다이아몬드, 사이몬 북스.

2. **절제의 성공학(성공할 수밖에 없는 운명은 어떻게 만들어지는가)** 미즈노 남보쿠, 바람.

3. **채소·과일식(건강과 다이어트를 동시에 잡는 7 대 3의 법칙)** 조승우, 바이북스.

일주일에 하루는 비우고 채우는 날, 힐링 데이

꿈을 향해 달려나갈 수 있는 건강한 몸을 만들기 위해서는 '힐링 데이'가 정말 중요하다. 먼저 한 달에 딱 1번, 나를 위한 시간을 만들어 집 밖으로 나가라고 한 것처럼 일주일에 하루만은 나의 몸을 위해 디톡스를 해보자! 아이들이 있기에 밖으로 나가는 건 남편이든, 부모님이든 누구라도 다른 사람의 도움을 받아야 하지만 잘 챙겨 먹는 것은 누구의 도움도 필요하지 않다.

이날 하루만은 온전히 나를 위한 '힐링 데이!'다. 오늘은 힐링 데이라고 누구에게도 말한 적은 없지만 혼자 정해서 매주 실행하고 있다. 주로 월요일을 힐링 데이로 정하는데, 이유는 어른도 아이도 평일에는 사회생활과 학교로 긴장하고 있다가 주말이 다가올수록 느슨해지고 온 가족이 함께 있는 일요일은 모임도 외식도 많아지기 때문이다. 자연스럽게 먹는 것도 느슨해진다. 항상 건강을 관리하고 있지만 모임이나 가족과 함께 있을 땐 편하게 그들과 어울리고 싶다.

그러다 월요일이 되면 남은 일주일을 잘 살기 위해 주말 동안 느슨해진 식단에 내 몸을 클린하게 만들어주려고 디톡스를 한다. 주로 월요일을 힐링 데이로 하지만 반드시 그런 것은 아니고 느슨해졌던 공휴일이나 여행, 명절 다음 날 등 자유롭게 한다. 나 혼자 정해서 하는 거라 다른 가족들 스케줄에 영향은 없다.

혹시 디톡스를 위해 무언가 해 본 적이 있는가? 나는 있다. 지금은 정확히 기억이 안 나지만, '디톡스 해야 하는데…'라는 생각에 친구들과 함께 시중의 디톡스 제품을 사 먹었었다. 하지만 지금 나는 디톡스를 위해 따로 무언가를 하지 않는다. 힐링 데이에 하루 종일 과일을 먹으면 자연스럽게 디톡스가 된다!

주말 동안 무거워진 몸은 과일식을 하면 가벼워진다. '딱 하루만 하는 거다.' 생각하니 부담도 없고, 다음 날 몸도 가볍다. 기본은 하루 종일 과일식으로 잡고 있지만, 주부이다 보니 아이들 간식이며 저녁 챙겨주면서 먹고 싶을 때 과일 대신 샐러드나 감자, 고구마 같은 것들로 주로 자연식물식에 가깝게 먹는다. 밥이 너무 먹고 싶을 때는 현미밥에 깨, 소금이랑 생김이나 상추 같은 걸 먹기도 한다. 먹고 싶은 걸 억지로 참지는 않는다.

참으면 결국 폭식하는 걸 너무나 잘 알고, 오히려 폭식을 하게 되면 안 좋은 것들을 먹게 되는 일이 많기 때문에 웬만하면 먹고 싶은 것은 참지 않고 먹는다.

힐링 데이에는 음식뿐만 아니라 평소보다 좀 더 일찍 일어나 명상도 좀 더 오래 한다. 아이들이 학교에 갔을 때는 혼자 맨발 걷기를 하고 오기도 한다. 가족들과 같이하는 것도 좋지만 혼자서 맨발 걷기를 하는 것도 생각을 정리할 수 있어서 좋다. 그리고 힐링 데이니까 특별히 피부 관리를 하기도 한다. 이날은 온전히 나의 몸을 위한 날이다.

외출할 일 없는 평소에는 화장도 잘 안 하는 편이다. 세안 후 스킨, 로션도 겨우 바른다. 이마저도 귀찮으면 나머지는 생략하고 크림 한 가지만 바르기도 하고, 어느 날은 그것도 안 바르기도 한다. 주부들은 다 알겠지만 아이들이 어릴 때는 씻고 로션을 바르는 것이 사치일 때도 있다. 엄마의 손을 24시간 필요로 하는 어린아이들이라면 씻을 시간마저도 없다. 아이들이 어느 정도 컸지만 지금도 로션을 안 바르는 걸 보면 나는 원래 그리 부지런한 편은 아닌 모양이다.

그래도 이제 40대 중반이니 나도 피부 관리를 해야겠다는 생각이 들었다. 쉽게 할 수 있는 것은 무엇일까 고민하다가 힐링 데이에 팩을 하기로 정했다. 몇 년 전 1일 1팩을 하겠다고 마스크팩 한 박스를 사놓고는 거의 쓰지 않고 버렸던 게 생각나서 '일주일에 한 번이라도 해 보자.' 하고 마음을 먹었다. 팩을 하고 가만히 누워있는 것을 별로 좋아하지 않아서 팩도 씻어내는 워시오프팩을 주로 한다.

샤워하기 전 양치를 하고 얼굴 먼저 씻고 팩을 한 상태로 샤워하고, 화장실 청소까지 하면 딱 적당한 시간이다. 시간을 알차게 활용할 수 있고 간편해서 좋다. 음식을 챙기는 것 외에는 귀찮아하는 나도 그 정도는 할 수 있었다. 그렇게 일주일에 하루, 나를 위해 팩도 해 주면 정말 힐링이 된다.

나의 경우 힐링 데이는 명상, 맨발 걷기, 과일식, 팩이지만 사람마다 힐링 포인트는 다를 것이다. 각자 원하는 것들을 찾아야 한다. 만약 내가 원하는 것, 내가 좋아하는 것을 잘 모르겠다면 처음에는 그것을 찾는 것이 먼저다. 괜히 디톡스를 한다고 시중 제품에 돈 쓰지 말고, 그 돈으로 좋은 재료를 사서 먹고 나를 위한 시간을 갖고, 내 몸과 마음이 힐링되는 것들을 하며 하루를 살아보자.

가족을 챙기는 주부이기도 하지만 주부는 기본적으로 남을 위해 희생하는 역할이다 보니 소진되기 쉽다. 워커홀릭으로 살면서 번아웃을 겪어 봤기에 주부로서도 내가 소진되지 않도록 늘 에너지 창고를 채워둬야 한다. 일주일에 하루, 나를 위해 힐링하며 꿈을 향해 달려갈 힘을 비축하자.

집에 있는 엄마도 예쁘다

다이어트를 평생 하는 여자들의 심리는 무엇일까? 다이어트와 운동, 성형, 미용 관련 사업들이 끝없이 생겨나고 또 잘되는 이유는 무엇일까. 여자로 태어났다면 10대 소녀부터 70대 할머니까지 안 예쁘고 싶은 여자는 없을 것이다. 엄마도 마찬가지다. 엄마이지만 여자로서 예쁘고 싶은 꿈이 있다.

예쁘고 싶은 마음은 당연하다. 어찌 보면 자기 관리의 한 부분이라고 생각할 수도 있다. 나에게 벨리댄스는 예뻐지고 싶은 마음을 충족시켜 주기에 충분했다. TV에서 벨리댄스 영상을 처음 봤을 때 춤추는 모습을 본 게 아니라, '화려한 의상을 입은 예쁜 여자'가 먼저 눈에 들어왔고, '저 사람들은 뭐 하는 사람이지?'라는 호기심이 생겼기 때문이다.

막연한 동경으로 벨리댄스를 시작했는데, 막상 해 보니 벨리댄스라는 춤이 나에게 정말 잘 맞았다. 화려한 의상과 헤어, 메이크업은 나에게 생기를 주었다. 또 공연을 위해 무대에 서는 순간만큼은 내가 주인공이라는 생각이 들었다. 짧은 무대를 위해 몇 달을 연습하지만 그때의 환희를 느낄 수 있다면 힘든 연습은 아무것도 아니었다.

어떻게 보면 수업 시간도 나에게는 작은 무대였다. 내가 운영하는 벨리댄스 학원의 회원들은 항상 나에게 관심을 가져주었다. 그날그날 내가 입은 연습복의 색깔과 스타일, 헤어스타일, 메이크업, 심지어 매니큐어까지 관심을 가졌고 나를 따라 하고 싶어 했다. 그렇기에 무대에 설 때와 수업할 때는 항상 예쁘게 보이기 위해 노력했다.

하지만 무대나 수업이 아닌 평소의 나는 항상 트레이닝복, 레깅스 같은 운동복이 만년 교복이었다. 공연이나 수업을 다닐 때는 이동성도 고려해야 하고, 무엇보다 옷을 갈아입어야 하기에 최대한 편한 옷을 입게 된다. 무대 위의 나는 다른 사람이다. 수업 시간엔 선생님이지만 평소의 나는 다른 사람이다. 어찌 보면 무대에서나 수업에선 프로페셔널하게 하고 싶지만 평상시까지 완벽함을 유지하는 것은 피곤한 일이다. 일상에서만큼은 조금 편하고 싶었다.

물론 무대가 아니라도 외부 대회나 심사, 체육회 모임 같은 공식적인 자리를 갈 때는 예쁘게 차려입었다. 그렇다면 집에서는 어땠을까?

맞다. 좀 더 편하게, 정말 편하게. 직업 특성상 늘 긴 헤어스타일을 유지했었는데 머리가 치렁치렁한 것이 불편해서 집에서는 늘 동그랗게 묶고 있었다. 티셔츠도 목이 늘어나든 바지에 무릎이 나오건 전혀 신경 쓰지 않았다. 집 밖을 나갈 땐 다른 사람이 되니까 상관없었다. 그러다 보니 집에서 아무리 편하게 있어도, 외출할 때나 무대에 설 때 예쁘게 꾸민 엄마를 많이 봐서 그런지 아이들은 엄마가 예쁘다고 생각한다.

그러다 전업주부가 되고 나니 더 이상 예쁘게 꾸며야 할 이유가 없어졌다. 아들이 아팠을 때는 모든 사회생활을 줄여서 외출할 일도 없었다. 집에서 운동복을 입고 있다가 그대로 마트도 가고 아이들이랑 놀이터도 가고 집안일도 해야 했다. 오히려 청소, 빨래 등 집안일을 하다 보니 편한 옷이 좋았다.

그러던 어느 날, 거울에 비친 나를 보았다. 한참을 멍하니 서서 생각했다. 일을 할 때에 비해 10kg 가까이 불어난 몸, 늘어난 티셔츠, 무릎 나온 바지, 화장기 없는 얼굴에 질끈 묶은 머리. 정말 초라했다. 거울에 비친 사람은 내가 아니라고 생각하고 싶을 정도였다. 인정하고 싶지 않았지만 나였다.

'더 이상 이렇게는 안 되겠다!'라는 생각에 그날 바로 원피스를 한 벌 샀다. 평소 입지 않았던 긴 원피스였다. 아이들과 같이 다니고, 집안일도 해야 하기에 짧은 치마는 불편할 것 같았다. 물론 긴 원피스도 청소할 때는 불편했다. 하지만 이렇게라도 입어야 할 것 같았다.

아이들에게 '집에 있는 엄마도 예쁘다.'라는 것을 보여주고 싶었다. 아이들이 컸을 때 '우리 엄마는 일을 할 때만이 아니라 집에서도 예쁘게 입고 있었지!'라고 기억할 수 있었으면 했다. 물론 남편에게도 말이다. 그동안은 거추장스러워서 한 번도 입지 않았던 앞치마도 사서 주방에서 일할 때는 예쁜 앞치마를 입고 했다. 옷을 신경 써서 바꾸니 나 스스로를 아끼고 존중해 주는 느낌이 들었다.

나의 캐릭터를 만들어 준 것도 아이들이었다. 어느 날 엄마를 그렸다면서 보여주었는데 앞치마에 올림머리를 한 모습이었다. 내가 늘 하고 있던 모습이라 아이들은 엄마를 그렇게 기억하는 것 같다. 책을 읽는 자기계발도 중요하지만, 겉으로 보이는 자기 관리도 중요하다. 엄마에게도 그렇다. 평생 예쁜 엄마, 예쁜 아내이고 싶은 꿈이 있다. 나를 위해 또 가족을 위해!

엄마들이여, 다시 꿈을 꾸자

    학원을 운영하던 시절 수강생들과 재능기부 강의나 공연도 많이 했다. 많은 회원들이 벨리댄스를 통해 다이어트에 성공하고 무대에 섰을 때 자존감이 올라가는 모습을 수없이 봤다. 다른 사람들을 새롭게 살게 하는 이 일이 보람 있고 즐거웠다. 그리고 30살의 젊은 나이에 부모님 또래인 회장님들 사이에서 전통무용 회장직도 맡았다. 이 과정에서도 여러 난관이 있었지만 포기하지 않았다. 포기보다는 항상 '어떻게 하면 할 수 있을까.'를 생각했던 것 같다. 어리지만 진심이었던 나의 마음이 통했는지 좋게 봐주신 분이 계셔서 지금까지도 인연이 계속되고 있다. 이것 또한 참 감사한 일이다.

    벨리댄스를 시작할 때도 그랬지만 뭐 하나 쉽게 시작하는 게 없었다. 정말 말 그대로 바닥부터 시작해서 하나하나 올라갔다. 그래서 어려운 일이 생기면 '어떻게 하면 할 수 있을까?' 정면 돌파를 생각하게 되었던 것 같다. 덕분에 전국 대회도 매년 개최하고, 매년 내 이름을 건 정기 공연도 꾸준히 했었다. 해외를 다니며 벨리댄스를 배우고, 외국 대통령 방한 때 청와대에서 공연하는 영광도 누릴 수 있었다. 물론 휴대폰도 놓고 들어가야 했고, 기록으로 남은 사진이나 영상도 없지만, 나와 우리 가족은 알고 있으니!

수많은 방송에 벨리댄스를 하는 나의 모습이 나왔다. 연예인들과 함께 같은 무대에서 공연하고, 연기자, 모델, 개그맨 등 많은 연예인들의 개인 레슨을 했었다. 좋아하는 일을 즐겁게 했고, 좋아하는 일로 돈도 벌었다. 카드 값 생각 안 하고 긁던 시절이었다.

워커홀릭일 정도로 열심히 일했지만 아이가 태어나고는 좋은 엄마도 되고 싶었다. 친정 엄마가 돌봐주셨지만 아이를 잘 키우고 싶어 책도 읽고, 수업이 없는 낮 시간엔 아이와 함께 있으려 노력했다. 밤에 퇴근하고 와서도 무조건 책을 읽어주며 아이가 잠들 때까지 함께했다. 책 육아와 영어를 엄마표로 했었다. '일도 잘하고 아이도 잘 키우는 슈퍼맘이 될 거야!'라는 부푼 꿈을 꾸며 말이다.

그러다 아들 덕분에 전업주부가 되면서, 완전히 다른 삶을 살게 되었다. 감사하게도 매달 남편이 고정적으로 생활비를 주지만, 카드 값이 얼마인지 생각 안 하고 쓰던 사람이 정해진 생활비 내에서 생활한다는 건 쉽지 않았다. 대학을 학자금 대출로 다닐 정도로 넉넉한 형편이 아니었고, 벨리댄스를 처음 시작했을 때도 아르바이트로 근근이 생활했지만, 벨리댄스 수업과 공연을 다니면서부터는 매달 카드 값이 얼마 나가는지 체크해 본 적이 없었다. 이렇게 오랜 시간 돈 개념이 없던 나였기에 매달 생활비가 부족한 건 당연한 일이었다.

남편에게 이야기하기도 부끄럽고 미안해서 조금씩 생각을 하면서 소비하는 버릇이 생겼지만 내가 벌어 마음껏 쓰던 때와 달라 답답했던 것도 사실이었다. 슈퍼맘을 꿈꾸던 워커홀릭 워킹맘에서 전업주부 독박 육아 경단녀가 된 지 4년 차.

지금은 감사하게도 아들이 나았고, 아이들도 어느 정도 컸기에 나는 다시 꿈을 꾼다. 20대 벨리댄스를 시작하던 때도 아니고, 40대 중반 경단녀가 새로운 일을 시작한다는 게 두렵기도 하다. 아니라면 거짓말일 것이다. 하지만 벨리댄스도 늦게 시작했지만 꾸준히 해서 결국 좋은 성과들을 얻을 수 있었음을 늘 떠올린다. 지금의 나도 늦게 시작하지만 천천히 그리고 꾸준히 해 볼 생각이다. 이제는 돈보다 내가 하고 싶은 일을 할 거다. 20대 내가 그랬던 것처럼. 감사하게도 하고 싶은 일을 했더니 돈은 저절로 따라왔었다.

나는 늘 내가 '대기만성'이라고 생각한다. 그러니 나와 같은 엄마들에게 포기하지 말고 꿈꾸고 도전하라고 말해주고 싶다. 우리는 아직 젊기에 뭐든 할 수 있다고. 아이를 챙기며 가기 때문에 속도는 느릴지 몰라도, 꿈을 놓지 않고 계속해서 꾸준히 한다면 결국에는 결승선을 통과할 수 있다. Slow and steady wins the race.

가족과 함께 꿈을 이루는 엄마

　나의 꿈 리스트는 항상 한가득이다. 그 정도로 나는 하고 싶은 것이 참 많은 사람이다. 어찌 보면 그동안은 한 가지에만 빠져있어서 다른 것은 생각을 못 했을지도 모르겠다. 벨리댄스가 나고 내가 벨리댄스였다. 벨리댄스가 취미이고, 특기이고, 직업이었다. 나의 모든 것이었던 벨리댄스가 빠진 지금. 모든 것을 내려놓으니 또 다른 것을 가질 수 있게 되었다.

　벨리댄스로 몸을 쓰던 사람이 안 쓰니 근질근질하기도 해서 그동안 해 보고 싶었던 운동들을 하나씩 해 보았다. 학원에서 했었던 플라잉 요가도 다시 해 보고 줌바댄스도 해 봤다. 하지만 묘하게 채워지지 않는 2%가 있어서 이 운동들을 오래 지속하진 못했다.

　딸을 낳고는 함께 벨리댄스로 같은 무대에서 공연하는 게 꿈이었다.

이제는 할 수 없으니 같이 복장을 갖춰 입은 운동 프로필 사진이라도 찍겠다는 꿈으로 발레도 배웠다. 딸도 나도 3개월 하고 그만뒀다. 그 3개월도 서로 말은 안 했지만 같은 생각이었나 보다. 나도 딸도 서로에게 한 말이 있어서 겨우 버텼지만 재등록할 때가 되니 딸도 원하지 않는 눈치였다. 나도 같은 생각이어서 '그만두자.'가 아닌 '조금 쉬자.'로 합의했다.

발레는 아주 좋은 운동이자 아름다운 춤인 건 확실하지만 정적이어서 그랬는지 나에게는 안 맞는 것 같았다. 둘이 프로필 찍는 대신 다른 것을 같이하기로 했다. 또다시 하고 싶어지면 그때 시작하면 된다고 생각했다. 직업이 아니고 취미니까 편하게 생각할 수 있었다. 그러다 남편과 골프를 시작했고 아직은 즐겁게 잘하고 있다.

벨리댄스 일은 그만두었지만, 3개월에 한 번쯤은 방송 출연도 한다. 출산 전에는 직업상 벨리댄스와 관련된 방송을 했었다면, 지금은 주부로 둘째 출산 후 20kg 다이어트에 성공한 사례로 방송을 하고 있다. 방송도 나에게는 즐거운 일이다.

운동 외에도 해 보고 싶은 것들이 있었다. 꽃꽂이도 해 보고 싶었다. 어릴 때 피아니스트를 꿈꿨지만 집에 피아노가 없어서 그만두어야 했던 피아노도 다시 배웠다. 피아노는 둘째 임신하고 남편이 사줬었다. 둘째 태교 때만 치고 아이를 낳고 나서는 일 하느라 거의 치지 않았다. 영어 공부도 다시 시작했고 읽고 싶던 책들도 원 없이 읽었다.

  아직도 나는 하고 싶은 것이 많다. 배우고 싶은 것도 많은데 수상스키, 스노보드, 서핑 같은 것들도 해 보고 싶다. 20대에는 하고 싶었지만 못했던 것들을 해 보고 싶다. 예를 들어 저런 것은 나와 다른 사람들이나 하는 것이라고 아예 닫아놓고 생각했던 것들. 앞으로도 하고 싶은 것이 생기면 나이를 생각하지 않고, 무엇이든 부딪히고 배워 볼 생각이다.

  가족을 위해 희생하며 살다 보면 나중엔 내가 없어진다. 더구나 아이들이 커서 독립했을 때 아무것도 없이 남겨진 엄마이고 싶지 않았다. 남편은 사회생활을 하며 성장하고 발전하는데 나만 혼자 무능력한 사람으로 보이고 싶지 않다. 가족과 함께 나도 성장하고 나도 꿈을 이루면서 살고 싶다. 엄마라는 이유로 아이들을 위해 남편을 위해서만 살지 말고 나를 위해 내가 하고 싶은 걸 해 보기를 바란다. 그게 뭐가 되었든 상관없다.

  내가 하고 싶은 일을 할 때의 기본 전제는 가족을 잘 챙기는 것이다. 그래서 가족을 잘 챙기는 만큼 나도 챙기자는 거다. 자기 계발도 하고, 자기 관리도 하는 것이다. 늘 이야기하는 것이지만 엄마의 몸과 마음이 먼저 건강하고 충만해야 가족도 챙길 수 있게 된다. 행복하지 않은 엄마가 행복한 아이를 만들 수 없듯이. 내가 행복한 일을 하면 가족들도 행복하다. 엄마들에게는 그 무엇보다 무서운 이야기지만 아이들은 엄마의 모든 것

그렇게 건강한 엄마가 되었습니다

을 관찰하고 배운다.

　엄마가 꿈을 이루어 나가는 모습, 엄마가 행복해하는 모습을 보고 자란 아이는 이렇게 해라, 저렇게 해라 하지 않아도 스스로 원하는 걸 찾아가고 자존감 높은 사람으로 커 갈 수 있다. 남편도 나도 아이들도 함께 성장하고 건강하고 행복한 삶을 누리는 것이 결국엔 내가 원하는 것이다!

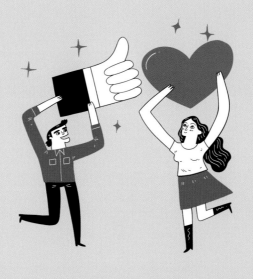

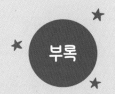

부록

건강한 맘들이 되는
세상을 꿈꾸며

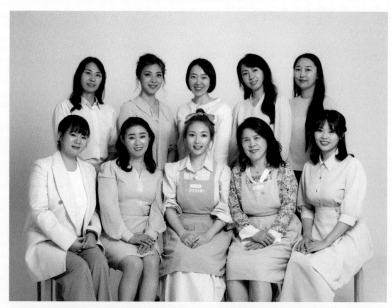

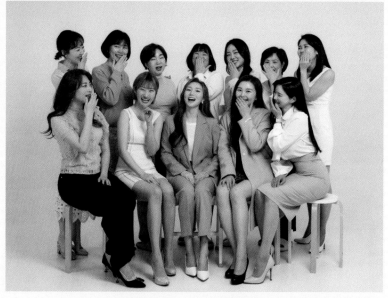

그렇게 건강한 엄마가 되었습니다

건강맘스쿨은 어떤 곳인가요?

건강맘스쿨은 엄마들의 건강과 행복을 돕는 공간입니다. 홍익건강맘의 정신을 바탕으로 사랑, 감사, 배움, 나눔을 실천하며 교육, 컨설팅, 온·오 프라인 강의, 봉사 활동을 진행하고 있습니다.

2 **건강맘스쿨을 왜 하시나요?**

저는 20년 가까이 했던 벨리댄스를 내려놓았습니다! 벨리댄스를 너무 사 랑해서 부모님의 반대를 무릅쓰고 꿈을 좇아 전국을, 세계를 다니며 공연 과 강의를 해왔고, 두 아이 육아하면서도 일은 놓지 않았던 워커홀릭이었 던 제가 왜, 갑자기 가족 건강 전담맘이 되었을까요? 많은 분들이 궁금해 하셨던 부분입니다.

"벨리댄스는 제 인생의 전부였습니다."

우연히 방송에서 벨리댄스를 보고는 첫눈에 반해버렸어요. 하지만 당 시 벨리댄스가 초창기라 아는 사람도 거의 없었고, 가족, 친구, 친척 모두 반대했었어요. 부모님께서는 하나뿐인 외동딸, 몸 쓰는 일 힘들다며 반대 하셨고요.

당시 저는 유아교육과를 다니고 있었고, 부모님은 제가 유치원 선생님이 되기를 바라셨죠. 저는 포기하지 않았고, 누구보다 열심히 벨리댄스를 했어요. 감사하게도 열심히 한 만큼 성과들도 좋았고요.

우리나라 최초이자 유일하게 벨리댄스로 청와대 공연도 했었고, 매년 전국 대회를 개최하고, 매년 제 이름을 걸고 하는 대극장 정기공연도 했었어요. 수많은 방송 출연과 연예인들과의 공연, 해외 페스티벌과 전국 단위 행사 등등. 부모님뻘인 회장님들과 어깨를 나란히 하며 회장님, 대표님 소리를 들었고, 지금도 많은 사람들이 되고 싶어 하는 억대 연봉을 벌었던 잘나가는 워킹맘이었습니다.

하지만 제 삶을 송두리째 바꿔버리는 사건이 일어났습니다. 그 사건을 계기로 저는 그토록 사랑했던 꿈을 내려놓게 되었고, 워킹맘에서 전업맘으로 그리고 지금은 엄마들의 건강 멘토가 되었습니다.

"세계대회 1위 벨리댄서에서 엄마들의 건강 멘토로 꿈이 바뀌었습니다."

제 삶은 사랑하는 아이가 난치성 피부질환을 겪으면서 바뀌었어요. 3년여를 고생하며 좋다는 병원을 전전했지만, 모두 치료할 수 없다고 고개를 저었고, "평생 약을 먹어야 한다."라며 독한 스테로이드 약 처방만 해주었어요.

절망감에 눈물을 흘릴 수밖에 없었던 저는, 최후의 수단으로 1달 만에 아이를 완치시켰습니다. 아이의 아픈 경험은 제게도 큰 아픔이었고, 그런 제게 누군가는 수치스러움까지 안겨주었어요.

많은 엄마들이 아이가 아프면 이런 소릴 듣습니다. 전업주부라면, "집에만 있으면서 애가 저렇게 될 때까지 엄마는 뭐 했대?" 워킹맘이라면, "일한다고 애를 돌보지 않으니 저렇게 되지!"

아이의 아픔과는 다른 엄마만의 아픔!
저는 아이가 아픈 3년여를 두 가지 고통 속에서 살았고, 아이의 아픔이 모두 제 잘못인 것 같아 저를 탓하며 살았습니다. 아이가 완치된 지금은 그것이 잘못된 생각이라는 것을 압니다.

그리고 저는 이 고통을 겪는 엄마들에게 건강한 삶의 방식과 건강한 생각의 방식을 알리고자 건강맘스쿨을 시작하게 되었습니다.

제 품 안에만 있을 것 같던 두 아이가 어느덧 학교에 다닐 정도로 성장했고, 저는 벨리댄서로서, 벨리댄스 학원 원장으로서 제 20여 년 경력에 터닝포인트가 될 시점이 왔다고 생각했습니다.

이제는 더 많이 일하고, 배우고, 성공해야겠다고 생각하고 새로운 더 큰 꿈을 향해 정신없이 일하고 있었어요. 그러던 중 갑자기 첫째가 아프기 시작했습니다.

"엄마인 내가 낫게 해 보자!"

3년간 대학병원, 한의원, 대체의학 등등 좋다는 건 다 해 봤지만, 아이는 나아지질 않았어요. 그러다 남편이 또 소개를 받아와서는 한번 가보자고 하는 거예요. 저희는 뭐라도 해야 했기에 아이 둘을 데리고 찾아갔어요. 가자마자 그분이 저에게 "아이가 이렇게 될 때까지 엄마는 뭐 하셨어요?" 이렇게 이야기하시는 거예요!

"네???" 저는 너무 당황하고 부끄러워서 아무 말도 못 하고 있었지만, 그 뒤 그분이 하는 이야기는 귀에 안 들어오고 "엄마는 뭐 하셨어요?"라는 말만 머리에서 계속 맴돌더라고요. "엄마는 뭐 하셨어요?"가 아니라 "부모님은 뭐 하셨어요?"라고 해야 하는 거 아니야???

뭐 하긴? 나도 같이 일하고, 심지어 일하고 들어와서 아이들 씻기고 잠들 때까지 책 읽어주고 재운 건 난데? '엄마는 뭐 하셨어요?'가 할 말이야 지금???

그렇게 건강한 엄마가 되었습니다

저는 너무 화가 나고 부끄럽고 분해서 결국 남편에게 이야기했어요. 그리고 결심했죠! 뭔가 오기 같은 게 생긴 것 같아요! '그럼 엄마인 내가 낫게 해 보자!'라고요!!!

누군가는 제게 "엄마는 뭐 했냐?"고 다그쳤고, 의사는 어른도 조심하며 복용해야 하는 스테로이드제를 그 작은 11살 아이에게 하루 12알이나 먹게 했어요. 제 아들은 한 달 후 스테로이드 부작용인 대상포진으로 응급실에 가게 되었어요. 응급실을 다녀온 후, 병원이 답이 아니구나!!!

저는 진통제를 먹고도 아프다고 우는 아이 옆에서 울면서 책을 읽었어요. 제가 아는 것이 없으니 해줄 수 있는 게 아무것도 없더라고요. 병원들은 더 이상 제게 답을 주지 못했습니다. 조금 더디게 가는 느낌이 들더라도 다른 병원을 전전할 것이 아니라, 내가 직접 공부하고 공부한 방법을 아이에게 적용하기로 했어요. 24시간 아이를 관찰하고 독박육아 전업맘이 해줄 수 있는 최선의 치료를 하자고 다짐했어요.

하지만, 11살 남자아이에게 음식을 바꾼다는 게… 엄마들은 상상만 해도 느낌 오시죠???

"워커홀릭 워킹맘에서 건강 공부하는 가족 건강 전담맘이 되었어요."

아픈 아이를 어찌하지 못해 힘들어했던 그때, 좋다는 건 다 해 봤던 것 같아요. 대학병원, 한의원, 대체의학 등등. 아이를 낫게 하겠다면서 혼자서 책 읽고 이것저것 해 보면서, 음식도 바꿔보고 맨발 걷기도 했더니 감사하게도 아이는 한 달 만에 나았어요.

그런데 아들이 촬영한 영상 속의 저를 보고 깜짝 놀랐어요. 첫째가 둘째 노는 모습을 촬영한 영상이었는데, 아이들은 웃고 있었는데, 웃는 아이들을 보는 저는 넋이 나간 얼굴이더라고요. 입은 웃고 있는데, 눈이 슬퍼 보였다고 해야 할까. 아이들이 웃고 재미있게 노는 모습을 보는 엄마로서의 내 모습이 전혀 행복해 보이지 않는 거예요. 그때 알았어요.

'아!!! 나 우울증인 것 같다!'

아이 치유하면서 저를 돌보지 못한 탓에 저에게 온 마음의 병인 우울증을 두 아이 출산 후 산후우울증보다 더 심하게 겪었어요. 아이가 아팠을 때, 아들 치유에 온 신경이 집중되었었는데, 아이가 낫고 나니 20년 동안 일했던 사람이라 그런지 집에만 있는다는 게 생각처럼 편하지 않았어요.

그렇게 건강한 엄마가 되었습니다

남편이 출근할 때마다 "집에서 놀고 있어."라며 나가는데, 어느 날은 그 말이 너무 화가 나는 거예요. '나는 집에서 노는 게 아닌데.' 하루 종일 청소 빨래부터 두 아이 독박육아에 집밥 해준다며 요리에 ㅇ자도 모르는 요린이가 매일 세끼 집밥에 간식까지 돌밥돌밥 하고 있는데!!!

남편이나 다른 동료들은 점점 성장하고 있는 것 같은데, 나만 바보가 되어가는 느낌. 워킹맘일 땐 아이들과 많은 시간을 함께하지 못해 미안했는데… 남편도 친정 부모님도 오히려 괜찮겠냐고 걱정했지만, 내가 선택해서 전업주부가 되었는데…. 아이들과 함께 있는 즐거움도 있었지만, 그것보다 더 큰 상실감도 느꼈던 것 같아요. 말 그대로 저는 경단녀가 된 거니까요! 아무리 예전에 잘나갔다 해도 지금은 그냥 '엄마'로밖에는 나의 정체성이 없는 거니까요!

그렇게 3년을 경단녀로 살던 중 어느 날 친구와 이야기하다가 친구가 이런 말을 하는 거예요. "너의 이야기가 절실하게 필요한 엄마들이 있을 거야. 그분들을 돕는 일을 해 보면 어때?"라고요.

하지만 저는 그런 일은 못할 거라고 생각했어요. '평범한 엄마인 내가, 아이 낳게 한 것을 궁금해할 사람이 얼마나 있을까?' 그리고 아픈 아이 엄마들을 만나는 게 두려웠어요. 지금 그분들의 지푸라기라도 잡고 싶은 그 마음을 제가 너무나 잘 아니까요.

그런데 그날부터 그 말이 계속 머릿속에서 떠나지 않더라고요. 제게 계속 이야기하라고 얘기하는 것 같았어요. 그래서 저는 정말 소심하게 제 이야기를 인스타와 유튜브에 올렸어요. (주변에 이야기하지 않고) 단, 한 명이라도 제 이야기로 삶이 좀 더 행복해지면 좋겠다는 생각으로요.

감사하게도 제가 쓰는 칼럼, 인스타, 유튜브를 통해 도움을 받았다는 연락이 여기저기서 왔어요. 하지만 그게 전부였어요. 저는 더 적극적으로 움직일 수는 없었어요. '의사도, 약사도, 한의사도… 아무것도 아닌 내가 더 이상 줄 수 있는 게 있을까?' 아무리 생각해도 답이 나오지 않았어요.

그러다 어느 날 문득 이런 생각이 들었어요.

'내가 의사, 한의사, 약사는 아니지만 나는 엄마잖아!'
'내가 공부하고 실천했던 걸 엄마들에게 알려주자!'
'아픈 아이 엄마가 아닌 모든 아이 엄마들에게!'
'그래서 아이들이 아프지 않게 하자!'
'엄마가 건강에 대해 공부해서 가족들을 챙길 수 있게 도와주자!'

제 행동의 걸림돌이었던, 제가 엄마라는 사실이 제 행동의 이유가 되는 순간이었어요!!!

그렇게 건강한 엄마가 되었습니다

실제로 제 아들을 낫게 했던 방법을 제게 적용해 봤어요. 우울증으로 10kg 넘게 쪘었던 살을 그 방법으로 1개월 만에 뺄 수 있었어요. 나이보다 어려 보인다는 이야기도 많이 듣게 되었고, 피부도 좋아지고, 에너지가 생겼고, 다시 뭐든 할 수 있겠다는 자신감이 생기더라고요. 당연히 아이들에게도 남편에게도 행복한 저의 모습이 보였겠죠. 자신감이 생겼습니다. 병이 없는 사람의 삶도 얼마든지 좋게 만들어줄 수 있겠다!

70대이신 친정 부모님께도 적용해 봤어요. 흔히 나잇살은 안 빠진다고들 하는데, 친정 어머니는 한 달 만에 5kg 감량을 하시고 지금까지 건강하게 유지하고 있어요. '내가 공부한 게 맞는 거구나!'라는 확신이 들었어요.

본격적으로 건강맘스쿨을 시작하게 되었습니다!

지금은 저와 함께 공부하는 엄마들이 한 달 안에 건강하게 5kg 감량은 기본이 됐습니다. 주위에서 "뭐 했는데 피부가 좋아졌어?"라는 이야기를 자주 들으신답니다. 심지어 일주일에 6kg 감량하신 분도 있으시고요.

하지만 저는 살 빼주는 사람이 아닙니다. 엄마들에게 건강을 알려주는 사람이지요. 건강해지면 내 몸에 맞게 체중이 빠지고, 잘못된 습관으로 나빠진 피부가 좋아지게 돼요. 그리고 몸 건강이 마음으로 옮겨가 건강한 생각과 건강한 감정을 갖게 되고, 삶에 생명력이 깃들게 돼요.

저는 엄마들에게 이렇게 중요한 건강을 알려주는 사람입니다. 예전에 저의 키워드가 '벨리댄스, 사업, 성공' 같은 것들이었다면 지금 저의 키워드는 '건강'입니다.

건강을 잃으면 아무것도 아니라는 것을! 건강이 가장 먼저라는 것을! 부족했던 저의 경험을 통해 알아버렸으니까요.

더 많은 엄마들이 저 같은 아픈 경험을 하지 않기를 바라는 마음에서 건강맘스쿨을 시작하게 되었습니다. 먹는 음식이 중요하다는 것을 엄마들에게 알리고, 엄마들이 가족들을 챙길 수 있도록 하자! 가능하다면 아이들이 한 살이라도 더 어릴 때 알게 하자. 임산부인 예비맘들부터 알면 더 좋겠다. 임신을 준비할 때부터 알면 더 좋겠다고 생각합니다. 그래서 건강맘스쿨은 전업맘, 워킹맘, 예비맘 모두에게 도움이 되는 일을 합니다!

엄마가 건강하려면 몸도 마음도 건강해야 한다. 그러면 엄마가 행복해진다. 엄마가 행복하면 가족이 행복하다.

이제는 예전처럼 육아나 음식 등 우리 가정에서 유지되고 전해지던 어머니의 지혜가 많이 사라졌습니다. 김치, 된장, 고추장도 우린 이제 마트에서 삽니다. 육아 정보는 포털에서 얻고, 뭐가 좋다고 하면 다 같이 구매하죠. 저도 그렇게 살았습니다.

남들 먹는 대로 마트나 가게에서 사 먹었고, 남들이 이렇게 키우는 게 좋다고 하면 그대로 했고, 이런 거 먹이면 좋다더라 하면 구해 먹였고, 어느 병원이 잘한다더라 하면 그 병원까지 아이들을 데리고 갔습니다. 우리 가족에게 좋은 것을 해주고 싶어 바쁜 중에도 누구보다 열성으로 살았습니다.

그런데 그런 정보들은 우리에게 중요한 것을 전해주지 않습니다. 저는 그 정보들을 그대로 믿는 큰 실수를 해 버렸고, 그것은 저와 제 가족에게 뼈아픈 경험으로 돌아왔습니다.

저와 같은 경험으로 자책하는 엄마들을 돕고 싶습니다!
당신들의 잘못이 아니라고 토닥토닥 해 주고 싶습니다!
우리 아이들을, 한 가정을 보듬어 안고 이끌어가는 엄마들의 몸과 마음 모두 건강했으면 좋겠습니다!

건강맘스쿨은 엄마들이 건강에 대해 알고 공부하는 곳입니다. 엄마가 알고 공부한 것으로 엄마의 몸 건강 마음 건강을 먼저 챙기고, 그 힘으로 가족들도 돌볼 수 있도록 합니다.

더 많은 엄마들이 '내가 건강맘이다.'라는 생각으로 살았으면 좋겠습니다. 하지만 가족을 챙기기 전에 나의 몸과 마음을 먼저 챙기기를 가장 먼저 당부드립니다. 엄마가 건강하고 행복하다면, 당연히 가족도 건강하고 행복해지니까요. 그러니 엄마들이 건강하고 행복했으면 좋겠습니다.

3 건강맘스쿨에서는 어떤 프로그램을 진행하고 있나요?

건강맘스쿨에서는 다음과 같은 여러 프로그램을 체계적으로 진행하고 있습니다.

[건강맘 양성 과정]

대상: 워킹맘, 전업맘, 예비맘(미혼, 출산 전) 모든 엄마

기간: 매년 2학기(6개월 과정) 온오프라인 정규 수업(월 1회 온라인+월 1회 오프라인)

1단계: 엄마의 몸과 마음이 건강해지는 것을 시작으로

2단계: 우리 가족 주치의가 되어 가족의 건강도 챙길 수 있도록 배웁니다.

3단계: 엄마가 진정으로 원하는 꿈을 이루고 제2의 인생을 살 수 있도록 돕습니다.

[1:1 개인 컨설팅 & 소그룹 코칭]

대상: 건강 및 다이어트 관련 맞춤 교육을 희망하시는 모든 여성

내용: 개인의 상황, 니즈, 목적, 특성을 분석해 최단기 성과가 날 수 있
　　 는 교육과정

[외부 출강]

대상: 정부 기관, 기업, 보건소, 도서관, 문화센터(백화점, 이마트, 홈플러
　　 스 등)

내용: 건강과 다이어트 관련 강의

[온라인 강의]

클래스유: 한 달에 5kg도 빠지는 '뱃살 안녕' 다이어트

　건강맘스쿨 수강생들에게 실제 교육했던 내용을 온라인에서도 볼 수
있어요.

[봉사 활동]

　사랑, 감사, 배움, 나눔의 홍익건강맘 정신으로 정기적인 봉사 활동을
합니다. 이 외에도 강사 초청 세미나 건강맘 행사(입학식/에너지샤워/맨발
걷기 축제/건강맘스쿨의 밤) 등 다양한 활동을 통해 엄마들의 몸과 마음이
행복해질 수 있도록 돕습니다.

네이버 건강맘스쿨 카페 후기 중에서 몇 분의 경험담을 소개합니다.

1) 단기간에 12kg 감량! - 박○유(40대)

2024년 봄 건강맘스쿨을 시작으로 여름을 즐겁게 보낼 수 있게 된 박서유입니다. 10년 이상 지속된 과체중으로 무릎 이상과 체력 저하로 매번 다이어트를 결심했지만, 이틀 이상 지속하기 힘들었습니다.

그러다 '혼자가 아니라 함께하면 성공할 수 있겠지?'라는 생각과 마지막 기회라는 생각으로 건강맘스쿨과 함께했어요. 시작하고 일주일 만에 바로 6kg 감량.

중간에 정체기도 있었지만, 대표님과 함께 그리고 동료들과 함께 매일 확언과 동기부여로 꾸준히 할 수 있는 힘이 생기더라고요. 7주 동안 12kg 감량 후 지금은 1kg 더 추가 감량. 가끔 오버해서 먹더라도 알려주신 방법대로 했더니 바로 줄더라고요.

이젠 약속이 잡혀도 부담 없이 지낼 수 있어요. 요요 걱정이 없어졌거든요~. 모임 자리에서도 편하게 먹고, 알려주신 방법대로 다시 시작하기만 하면 원하는 몸무게가 유지된다는 게 너무 신기했어요. 이렇게 실천하다 보니 음식에도 습관이 생기더라고요.

건강식으로 하루가 채워지고, 요요 걱정 없이 체력이 오히려 더 좋아졌답니다. 한번 알면 평생 지속 가능한 다이어트라 주위에도 적극 추천하고 다녀요.

그리고 또 하나의 좋은 소식은 대표님과 같이 방송 촬영을 하게 되었어요. 좋은 기회와 추억까지 덤으로 얻게 되었습니다. 이제는 저만 알고 있기 너무 아쉬워서, 많은 분들에게도 알려달라고 대표님께 부탁드렸어요.

꼭 필요한 건강 다이어트! 한번 알면 평생 내 것이 되는 매직! 감사합니다.

2) 산후마사지 원장이 출산 후 마사지는 받지 않아도, 건강맘 다이어트는 해야한다! - 김○희(30대)

네. 그 말을 한 원장이 접니다. 저는 산후마사지 샵을 운영 중입니다. 저는 2월에 출산을 했는데요. 마사지로 부기는 쫙 뺐지만 임신 전부터 70kg 중반을 유지했던 터라…(20년 프로 다이어터 나야 나~) 출산 후에 더욱 늘어난 뱃살. 역시나 빠지지 않더군요. 원래 배+늘어난 뱃살 콤보!

그래서 꼼꼼히 알아보고, 우리 대표님 가치관이 너무 좋아서 함께하게 되었습니다. 독소 쫙 빼고 싶다.

출산 후 2주 뒤에 바로 시작했고, 인슐린까지 맞는 당뇨였지만 수유했던 덕분인지 당수치도 안 올라가더라고요. 신랑이, 출산한 지 얼마 안 됐는데 왜 다이어트를 하냐, 잘 먹어라 했지만 "이건 다이어트가 아니라 건강을 위해서 하는 거다!" 하며 강행했지요. ㅎㅎㅎ

충분히 해도 되는 프로그램입니다. 결과는! 살도 5kg 빠졌고 무리하게 다이어트를 하지 않아 더 건강해졌습니다. 먹고 싶은 것도 먹으면서 알려주신 대로 하기만 하면 되니 너무 좋아요.

대표님이 하신 말씀이 기억나네요. 언제든 다시 할 수 있다고! 카페와 톡방 커뮤니티에서 함께 으 으 하고 대표님의 강의가 좋아 성공한 거 같아요. 감사합니다.

3) 먹고 싶은 것 다 먹으면서 5kg 감량! - 노○빈(20대)

다들 "내가 20대 때는 날씬했는데…."라고 하시는데 저는 20대인데 날씬하지 않더라고요. ㅠㅠ 저는 먹는 걸 너~무 좋아하는 사람이에요! 그래서 정말 식욕을 참는다는 게 무엇보다 가장 어려웠어요. 그랬던 제가 먹고 싶은 것 다 먹으면서 5kg 감량 성공!!!

대표님처럼 건강한 몸, 예쁜 피부, 긍정적인 마인드를 어떻게 하면 가질 수 있을지 기다리고 기다렸습니다. 수업 시작하면서 대표님이 어떻게 살을 빼고 가족들과 주변 지인들까지 건강하게 만들었는지에 대한 스토리를 듣고 '이분은 진짜 찐이구나!' 싶었어요!!! 특히 자가면역질환 이야기에 정말 깜짝 놀랐어요. 저희 엄마도 자가면역질환으로 힘들어하시는데, 제가 배워서 엄마에게도 알려드려야겠더라고요.

그리고 무엇보다 계속할 수 있었던 이유는 '스트레스'가 적었기 때문입니다!!!

항상 "괜찮아요~ 저도 가끔은 그렇게 먹어요~"라고 위로와 응원을 해주시는 따뜻한 지연 대표님 덕분이었어요!

'이 정도도 못 참아?!' 하며 스스로 자책하고, 다이어트를 꾸준히 하질 못했는데 건강맘 다이어트 덕분에 먹고 싶은 것 먹으면서도 스트레스 받지 않고 살까지 빠졌어요! 건강맘스쿨이 아니었다면, 저는 지금도 저를 죽이는 음식을 찾고, 왜 아픈지도 모른 채, 살찐 나를 탓하며 괴로운 나날을 보냈을 것 같아요.

'건강하게 먹고 움직이고 나를 사랑하는 것'이 정말 중요하다는 것을 다시 한번 깨닫게 되었던 소중한 시간이었습니다! 인생을 살며 꼭 알아야 할 건강한 마인드와 습관도 배웠고요!!!

정말 건강맘스쿨 ㅠㅠ 너무너무 감사드립니다! 저도 지연 대표님처럼 건강하고 아름답고 멋진 소중한 존재로 살아가고 싶습니다! 대표님만 믿고 따를게용~

4) 그냥 다이어트가 아닙니다. 인생 개조 프로젝트! 온 가족이 달라졌어요.

- 강○영(40대)

처음엔 그냥 다이어트인 줄 알았어요. ㅎㅎ 굶지 않고 먹고 싶은 거 먹으면서도 뺄 수 있대서 호기심에 시작해봤죠.

근데 여기… 뭔가 다릅니다! 일단 건강맘을 만나기 전 식단에 대해 말씀드리자면 아침을 꼭 먹어야 하는 신랑과 결혼하고 13년간 전 매일 아침 한식 밥상을 차렸어요. ㅎㅎ 국이나 찌개를 한 가지 꼭 준비하고, 해물파전이나 감자전 등 전도 하나 부치고, 가볍게 먹을 때는 계란, 버섯, 두부라도 꼭 지글지글. ㅎㅎㅎ 뭔가 방금 조리한 반찬을 꼭 곁들이고 밑반찬도 잔뜩 꺼내 7첩 이상을 차려줬죠~.

맞벌이에 아이도 하나둘 늘어나면서 매일 아침 차리는 한식 밥상이 조금은 힘에 부치기도 했지만, 사랑하는 신랑과 아이들의 건강을 위해 내가 조금 힘들어도 꼭 해주고픈 마음이 커서 꿋꿋하게 계속 해왔었네요.

그런데 건강맘 대표님을 만나 아침을 바꾸는 게 우리 건강에 얼마나 좋은지를 알게 되었고, 곧바로 바꿔봤어요. 일하면서 체력 소모가 큰 신랑의 반응도 성공적!!! 아침만 바꿨을 뿐인데 몸도 한결 가볍고 속도 더부룩하지 않고 생각보다 든든하더라며, 신랑도 아이들도 새로운 변화에 아주 호의적이었어요. 특히 아침에 밥 먹으라는 잔소리가 없어지니 아이들이 너무 좋아하더라고요. ㅎㅎ

저는 체중 변화는 아주 크진 않았지만(정상 체중이라) 목표했던 2kg 정도 감량도 성공했고, 우리 가족의 평생 건강에 도움이 될 큰 식단 변화를 시작하게 된 점이 너무나 의미 있었습니다. 지금도 우리 가족 꾸준히 지속 중이에요~ 평생 유지할 자신 있고요!

제가 느낀 건강맘표 다이어트 장점 3가지!

첫째, 굶지 않아도 됩니다.
운동할 때나 다이어트 할 때 양배추랑 오이, 토마토만 먹으라고, 과일은 최대한 자제하라는 얘기 많이 들었는데요~ 건강맘에서는 알려주신 규칙만 잘 지키면 충분히 먹어도 됩니다! 이렇게 쉬운 다이어트가 세상에 어딨나요~.

둘째, 언제든 다시 시작하면 됩니다.
하다 보면 중간중간 고비가 옵니다. 친구들과의 모임, 회사 회식ㅎㅎ

유혹을 못 이겨 입 터져서 치팅하기도 하죠~ 그래도 건강맘 대표님의 따뜻한 응원과 격려를 받으며 다시 시작하면 됩니다~. 초반 디톡스로 어느 정도 연습을 해둬서인지 마음만 먹으면 금세 다시 돌아올 수 있더라고요.^^

셋째, 살만 빠지는 게 아니라 건강해집니다.

평생 건강으로 돌아올 식단의 변화. 나뿐만 아니라 가족 모두에게 건강과 면역력을 선물한다는 뿌듯함이 정말 기분 좋아요. 복잡한 조리과정을 거쳐야 하는 한식 밥상 차리기보다 훨씬 간편하니 주부의 식사 준비 부담을 덜어주는 것은 뽀나스!!!

5) 변비약을 먹어도 힘들었는데 이제 매일 화장실 가는 즐거움을 알게 되었어요. - 김○희(60대)

선생님의 수업을 처음 들은 후 '내가 할 수 있을까?' 걱정을 많이 했습니다. 그동안 내가 알던 방법과는 완전히 다른 이야기였으니까요. 그래도 내 몸의 독소가 빠지고 지독히 겪고 있는 변비가 해소된다면 한번 해 보자 하는 각오로 시작을 했습니다.

처음 일주일은 아무런 반응과 변화를 모르겠고 계속해야 하나? 확신도 안 들었지만 한 열흘 지나니까 변을 보는데 좀 편해지더니 2주일 후부터는 삼사일에 한 번 보던 변을 매일 봅니다. 변비약을 먹어도 3~4일에 한

번 갔었는데, 매일 변을 보니 속도 편하고 신기하더라고요. 이후에도 대표님께서 알려주신 것들을 카톡에 공유하며 함께하니 계속할 수 있겠더라고요.

선생님 덕분입니다. 선생님 감사합니다.

5 **건강맘스쿨과 프로그램 등록을 하는 방법은?**

카카오톡 채널 '건강맘스쿨' 친구 추가 후 1:1 톡으로 문의하시거나 좀 더 빠른 상담을 원한다면 010-4881-6780으로 전화주세요.

건강맘스쿨 채널톡

저자와 함께하는 독서스터디 공부방

엄마가 건강해야 가정이 건강하고,
가정이 건강하면 행복이 찾아온다!

벨리댄스를 하면서도 늘 "나는 책을 낼 거야!"라고 가족과 동료들에게 이야기했었다. 책을 내고자 하는 의지와 확실한 목표는 있었지만 나의 전문 분야였던 벨리댄스나 다이어트가 아닌 건강 이야기를 하는 것이 맞을까. 의사도 한의사도 한약사도 아닌 평범한 엄마의 이야기로 내가 책을 내는 것이 정말 가능할지, 누가 내 책을 읽어줄지 등 많은 두려움이 있었다.

그러다 친구의 한마디에 용기를 냈다. "너의 이야기가 절실하게 필요한 사람이 있을 수도 있어!" 그런 엄마들을 만나서 도와주는 일을 하면 어떻겠냐고 했었다. 하지만 아직 나는 그런 엄마들을 직접 만날 용기는 없었다. 왜냐하면 지금 그 엄마들의 마음을 너무 잘 알고, 나도 아직 아픔이 아물지 않았기 때문이다. 지푸라기라도 잡고 싶은 그 심정을 너무나도 잘 안다. 직접 만나서 도움을 줄 용기는 없었지만, 아픈 아이를 어찌할지 몰라 힘들고 외롭고 겁이 나는 엄마들에게 희망을 주고 싶었다. 단 한 명의 엄마에게라도 도움이 된다면 책을 써보자고 생각했다.

그래서 이렇게 책으로 또 유튜브로 나의 모든 것을 나누려고 한다. 내가 했던 모든 것을 알려주고 싶다. 나도 했으니까 당신도 할 수 있다고 용기를 주고 싶었다. 평범한 엄마인 나도 했으니, 아니 춤추는 것 말고는 모든 것이 부족했고 철없었던 엄마였던 나도 했다. 여자는 약할 수 있지만 엄마는 강하다. 전문가가 아닌 나 같은 평범한 엄마도 아이를 위해 사는 곳, 먹는 것, 직업까지 나의 모든 것을 바꾸었으니.

건강한 아이의 엄마들에게도 더 많이 알리고 싶다. 나처럼 후회할 일 만들지 말라고. 건강할 때 건강을 챙기라고 꼭 말하고 싶다. 그리고 건강에는 몸 건강도 마음 건강도 있으니 둘 다 함께 챙기라고. 모든 것의 가장 처음이 건강이라는 진리를 언제라도 잊지 말았으면 한다. 건강을 잃으면 모든 것을 잃게 된다는 말은 평소에는 잘 와닿지 않는다. 나도 아들의 건강을 잃고 나서야 뼈저리게 알게 되었다. 어리석었던 나의 이 이야기를 통해 여러분은 좀 더 쉽게, 좀 더 건강한 삶을 살기를 바란다.

그리고 가족만 챙기지 말고 엄마 자신도 챙겼으면 한다. 엄마가 건강을 공부해야 하는 이유다. 엄마가 건강하고 행복해야 가족이 건강하고 행복하다. 엄마 한 사람의 희생으로 만들어진 가정은 오래갈 수 없다. 모두가 함께 성장하고 함께 건강하고 모두가 행복한 가정을 만들자.

3년도 더 지난 일이지만 아이의 치유를 위해 여러 가지 시도를 해 보던 때를 생각하면 지금도 눈물이 난다. 글을 쓰며 지난날들을 생각하니 잘 몰라서, 무지해서 했던 나의 행동들이 아들에게 상처를 준 것 같아 참 많이 미안하다. 잊고 싶은 그때의 시간을 떠올리는 것은 쉽지 않았다. 아이에게도 미안하지만 그때의 내가 생각나서 짠한 마음이다. 하나하나 나의 기억들을 꺼내며 하루하루 눈물로 글을 썼다. 이 책을 읽는 분들은 나와 같은 실수를 하지 않기를 바라는 마음으로 눈물로 썼다. 그냥 묻어두고 살 수도 있는 일이다. 건강해졌으니 잊고 지내도 될 일이다. 하지만 이 책을 읽고 단 한 명의 엄마라도 단 한 명의 아이라도 건강해지기를 바라는 마음으로 썼다.

어찌 보면 나의 가장 우울하고 암울했던 시간을 세상에 이야기한다는 게 두렵기도 했다. 하지만 누구에게라도 나의 마음을 전할 수 있다면 그걸로 감사할 것 같다. 이 책이 엄마들에게 가족의 건강을 생각하게 되는 작은 계기가 되어준다면 더 이상 바랄 것이 없다. 아무리 사회적으로 성공했어도 건강을 잃은 가족이 있다면 반쪽짜리 성공이다. 엄마가 건강해야 가족이 건강하고, 가정이 건강하면 성공과 행복에 한 발 더 다가간다는 사실을 생생하게 겪었다.

이제 나의 상처가 소명이 되어 건강이라는 키워드로 더 많은 엄마들을 만나고 싶다. 지금 힘들어하고 있는 엄마들에게 나의 글이 희망이 되기를. 그때의 나에게 그리고 지금 이 책을 읽고 있는 엄마들에게 꼭 말해주고 싶다. 지금까지 잘해 왔고, 지금도 잘하고 있고, 앞으로도 지금처럼만 하면 되니 걱정 말라고.

나의 이야기를 끝까지 읽어 준 여러분에게 감사를 전한다. 지금처럼 유튜브, 인스타그램, 카페를 통해 엄마들과 계속 소통할 수 있기를 바란다. 여러분이 어떻게 지내는지 소식도 전해주길 바란다. 그리고 여러분의 삶을 좀 더 건강하게 하기 위해 내 도움이 필요하거나 나의 지지와 응원이 필요하다면 주저 없이 연락 주길 바란다.

자, 이제 다 읽었다면 지금 당장 할 수 있는 한 가지를 실천해 보자. 그리고 절대로 포기하지 말자. 나의 건강도 가족의 건강도. 가족의 건강을 챙기는 사람은 엄마다, 내가 '건강맘'이라는 생각으로 자신과 가족의 삶을 만들어나가자. 그리고 다른 사람들도 건강해질 수 있도록 도와주자.

마지막으로 작가가 될 수 있도록 늘 응원해준 나의 가족! 든든한 부모님과 남편, 새로운 인생을 살게 해준 아들, 언제나 웃게 하는 딸에게 고마움을 전한다. 특히 나의 엄마! 내가 가장 존경하는 친정 엄마에게 감사와 사랑을 전한다.

그렇게 건강한 엄마가 ─ 되었습니다 ─

1판 1쇄 펴낸날 2024년 10월 25일

지은이 송지연

펴낸이 나성원
펴낸곳 나비의활주로

책임편집 김정웅
디자인 BIG WAVE

전화 070-7643-7272
팩스 02-6499-0595
전자우편 butterflyrun@naver.com
출판등록 제2010-000138호
상표등록 제40-1362154호

ISBN 979-11-93110-45-4 13510